ちくま新書

長生きしても報われない社会

の真実

1208

山岡淳一郎
Yamaoka Jyunichiro

長生きしても報われない社会

——在宅医療・介護の真実【目次】

はじめに

長生きすることへの不安感、怖れのようなものが社会全体に垂れこめている。

確かに日本は世界一の長寿国で、平均寿命は女性八七・〇五歳、男性八〇・七九歳と過去最高を更新し続けている。が、しかし、平均寿命が伸びれば伸びるほど皮肉にも老後への憂いが深まる。歳をとって体力が衰え、病気になっても安心して人生の終末を迎えられない。誰にも看取られず、死出の旅路に発つしかない。しょせん人間は孤独なのだ。

そんな気分が世のなかを覆っている。

背景に医療や介護への不安、不信があるのは言うまでもない。経済格差が広がるなか、所得によって受けられる医療や介護の質が決まる。企業の社員が入る厚生年金と、自営業者や零細企業の社員、無職者などが加入する国民年金では、支給額に大きな差がある。月々、わずか六万円程度の国民年金では生活が苦しく、医療・介護費が捻出できない。死ぬまで働き続けるほかなく、生活保護を申請したほうが楽だろうが、なかなか決心がつかない。

　一方で、医療や介護の現場を眺めると、慢性的に病院のベッドは満杯で、利用料金の低い特別養護老人ホームは入居待ちが長蛇の列。何年待っても入るのは難しい。認知症の人は症状が進むにつれて孤立し、老々介護の連れ合いが過大なストレスをためる。認知症の行方不明者は年間一万人を超え、心中を企てての「介護殺人」が頻発している。

　厚生労働省は、団塊の世代が一斉に七五歳以上の後期高齢者となる「二〇二五年問題」を視野に「病院から地域へ」「入院から在宅へ」と唱え、「地域包括ケアシステム」の旗を振る。身近な診療所や急性期病院、訪問看護ステーション、介護施設、自治体がネットワークをつくって「住み慣れた地域で自分らしい暮らしを人生の最後まで」送れるようにしよう、と盛んに呼びかける。

　だが、ひと口に「地域」と言っても千差万別なのだ。高齢者が砂粒のようにバラバラに孤立している都市部では、ネットワークの受け皿が機能しにくい。過疎の地方では地域自体が消滅の危機に瀕している。

　と、長生きへの心配の種をあげたらきりがない。ありとあらゆる方向から不安が掻き立てられる。といって、この状況を呪っているだけでは何も変わらず、疲弊するばかりだ。

では、どのように老後不安と向き合えばいいのか。暗闇に「光」を見出すには、何にどうアプローチすればいいのだろうか。考えてみるに、まず、制約の多い現状を知らなくてはならないだろう。そのうえで、可能な限り人間らしい医療や介護が行われている現場を把握しなくてはなるまい。個別の医療、介護の現場は、私たちの発見の場であり、大所高所で決められた政策の落としどころでもある。

そこで、本書では、身近な在宅医療、介護の現場への取材を重ね、いくつかのルポルタージュをまとめた。ICT（情報通信技術）だ、人工知能だ、介護ロボットだと言っても、医療や介護は人と人の無数の「接点」で成り立っている。その接点で、人が人らしく扱われ、ときには「しあわせ」を感じられる現場とは、どのような考え方と行動、スキルで支えられているのか。先入観を抜きに、できるだけ中立的な視点で在宅医療、介護の場に接した。

さらに現場を起点に地域、自治体、国へと同心円状に課題を抽出し、何が必要で何を選択すればいいかを考えてみた。医療や介護の向上は、現場と政策立案、執行機関との絶えざる情報の往還にかかっている。政策は現場からの情報のフィードバックで磨れる。では各章のサマリーを記しておこう。

第一章の「在宅医療の光と影」では、ふとした他人の言葉で介護殺人を思いとどまったケースや、重い障がいを背負った独居の人が訪問診療と介護だけで生活を保っている例、難病の親族を家族が独特の関わり方でケアしているようすなどに焦点を当てた。

石心会川崎 幸《さいわい》クリニックの杉山孝博院長の訪問診療に同行すると、在宅で家族が抱える「七つの苦労」――①介護の精神的、身体的負担、②知識不足からくる不安感、③周囲の理解不足からくる孤立感、④ふつうの生活が送れないストレス、⑤突然の病状変化に対応できるかという心配、⑥住宅の環境的な問題、⑦経済的な不安――が、ひしひしと伝わってきた。介護の苦しみは、誰かに話を聞いてもらうことで不思議と和らぐ。家族会の存在価値が一段と高まっている。

第二章は「看取り」がテーマだ。日本の緩和医療のリーダーで、めぐみ在宅クリニック（横浜市瀬谷区）の小澤竹俊院長の往診を通して終末期の患者にとっての「支え」を探る。六〇代の末期がんの男性は、対面した医師に「ちょっと裏から、手を回してくんない？」と訴える。「一服、盛るってやつですね」と医師は応え、男性の心の底から発した言葉を受けとめながらも、「体の声」に耳を傾けて在宅で緩和ケアを受けてあなたらしく生きてはどうかと導く。その場に同席した私の胸に、ふたりの対話はずっしりと重く響いた。

「傾聴と共感」が重要だとものの本には書いてあるけれど、それがどういうことか、臨床の場での対話を通して知っていただきたい。

第三章で紹介する清山会医療福祉グループ（仙台市泉区）は、先駆的な認知症ケアを展開する医療・介護複合体だ。診療所や通所のデイケア施設、グループホーム、ケアハウス、小規模多機能型居宅介護所などを運営し、認知症の人の状態に応じて受け皿を用意している。

ともすれば認知症が進行すると精神科病院への入院が当たり前のように行われる。家族が手を焼いたら病院へ。その病院では「身体拘束」や「向精神薬」の過剰投与が常態化している。「老人呆けは精神障害」（日本老年医学会一九六九年シンポジウム）という古い疾病観が幅を利かせているようだが、そもそも認知症は大脳の病変に起因しており、後天的に知能が下がる障がいだ。医療モデルを強引に押しつけたら、対応を誤る。

清山会は、こうした精神科病院への「囲い込み」とは一線を画す。精神科医の山崎英樹理事長は「認知症ケアは在宅中心で、まずはデイケアで孤立を防ぐ。医療より介護。何よりも、関わりが大切です」と言う。地道な実践から認知症ケアの変革が起きている。「認知症の人と家族の会　東京支部」の「つどい」にも参加し、「苦しみを吐き出す」大切さを思い知らされた。

第四章では、厚労省が推奨する「地域包括ケア」を採り上げる。具体的な地域の取組みを通して、その可能性と限界を見つめた。医療法人坂上健友会・大戸診療所（群馬県吾妻郡東吾妻町）は、世にも珍しい「住民立」の診療所だ。地域の住民が身銭を切り、資金を出し合って創設した。人口減少に悩む過疎の地域にあって、大戸診療所は介護事業所を併設し、住民の生活支援にも乗り出している。文字どおり地域包括ケアの支柱なのだが、台所は火の車だ。国の介護報酬引き下げで存亡の危機へと追い込まれている。

かたや二〇二五年問題の重圧がかかる東京圏では、介護施設不足を理由に「日本版CCRC（Continuing Care Retirement Community＝継続的ケア付き高齢者共同体）」の構想がもてはやされる。CCRCの本家はアメリカ。全米で約二〇〇〇カ所、約七〇万人が暮らすCCRCは、約三兆円の市場規模だという。それを日本風にアレンジして「地方創生」のための成長戦略にしようというのだが、どうもニーズを読み間違えているようだ。発信源は内閣官房（首相官邸）。厚労省の地域包括ケアと官邸の日本版CCRC、ちぐはぐな政策の根本には国際的な潮流が押し寄せている。

それは、第五章「資本に食われる医療」で詳しく論じる「市場化」「産業化」の圧力だ。

在宅医療にかかる費用を手がかりに「医療、介護とお金」について踏み込んでいく。医療財政の危機が叫ばれるなか、多国籍化された巨大製薬会社は、「夢の新薬」の期待感を煽って超高額の医薬品を売り出し、莫大な利益をあげる。効果が確認できる薬もあれば、年間に三五〇〇万円も要しながら重篤な副作用を伴う、がん新薬もある。玉石混淆の状態を顧みず、製薬業界はTPP（環太平洋経済連携協定）へと突き進む。市場開放の圧力は、値付けがまったく透明化されていない医療機器にも及び、机上論で政策が立案される。日本の医療、介護はどこへ向かうのか……。

長生きするのが心配でならない。その不安を少しでも和らげようと現場を訪ね、地域から自治体、国、日米の国際関係へと問題意識の同心円を拡げてみた。そうすると一つの価値観にぶつかる。「金の切れ目が命の切れ目」を是とする考え方である。

さて、読者の方々は、このわかりやすくて残酷な思潮をどうとらえておられるだろうか。ひと言添えれば、これは「国民皆保険」を尊ぶ日本らしさとは異質のものだ。

では、在宅医療、介護の現場から私たちの文化の根っこへと下りて行こう。

第一章
在宅医療の光と影

†「看取る」から「あやめる」の悲劇

親族による「介護殺人」が後を絶たない。病気の家族を何年も献身的に世話をした挙句、精根つき果て、「生きていても仕方ない」「不憫《ふびん》だ。早く楽にしてあげたい」「この地獄から解放されたい」と手をかける。多くの場合、心中を試みるが、死にきれなかった介護者は殺人罪に問われる。

「看取る」から「あやめる」への悲劇の跳躍の背景には何が横たわっているのだろう。なぜ、一線を越え、そこまで追いつめられてしまうのか。

どのケースも「特殊な例」では済まされない共通の切迫感と社会病理を抱えている。最近起きた事件を思い返してみよう。

二〇一五年一月、千葉県野田市で七〇代後半の妻が、自宅で左半身まひの障がいが残る夫（七二歳）の胸などを包丁で刺して殺した。半身まひで排泄障がいとなった夫の在宅医療、介護生活は約五年半に及んでいた。高齢の妻は夜昼ない介護で身も心もへとへとに疲れ、うつ状態に陥って無理心中を図ろうとして凶行に至った。老々介護の悲劇であった。

大阪府枚方市では、同年七月、認知症を患って凄まじい形相で「殺せ！　殺せ！」と叫ぶ九二歳の母親を、七一歳の長男が小刀で刺殺した。長男は自らのアルバイト代と母の年金、合わせて月約一五万円の収入で七年間母を支えた。介護費用は家計を圧迫した。長男には四〇代の娘と息子がいたが、いずれも疎遠で父親が介護に苦しんでいるのは知らなかったという。逮捕された翌日、長男は留置場で食事を口に運ぶと突然、血ヘドを吐いて倒れた。病院に搬送され、出血性十二指腸潰瘍と診断されている。

初冬の冷気が漂う一五年一一月、埼玉県北部の利根川で七〇代の夫と八〇代の妻が死亡しているのが見つかった。そばの崖下に低体温症の状態で三女（四七歳）が座っていた。呼びかけると返事はあり、三女は殺人と自殺幇助の容疑で逮捕される。「母が一〇年ほど前から重い認知症で介護に疲れた。生活苦で貯金も、年金もない。仕事を辞めた父が『死にたい』と言うので、三人で車に乗って川に入ったが、車が止まってしまったので母親の手を引いて川に入った」と三女は供述した。

†なぜ一線を越えてしまうのか

このように貧困や孤立といった社会病理が介護者を極限へ追いつめる。当然ながら経済格差の拡大やセーフティネットの欠如が問題視される。ただ、要因はそれだけではない。

介護者自身の体調の悪化や愛情の反動も引き金になる。愛するがゆえに「もしも自分に何かあれば（介護される人は）生きていけない。ひと思いに……」と一線を越えてしまう。

二〇一六年二月埼玉県小川町で八三歳の夫が認知症の七七歳の妻の首を刃物で刺して、殺害した。妻は元中学教師で退職した夫とともに二〇年前に東京から小川町に移り住んだ。

二、三年前から妻は認知症を発症し、夫も病気がちで入退院をくり返していた。地元の社会福祉協議会は介護サービスの提供を何度か申し出たが、夫が断ったようだ。また、夫妻の娘は、前月に自治体の「見守りを兼ねた昼食配食サービス」を申請している。娘は「父がもうすぐ病気で入院し、母が一人になってしまうので食事が心配だ」と話していたという。

配食サービスが始まった翌日、夫は彫刻に使う小刀で妻を刺し、自ら一一〇番通報。逮捕時には「介護に疲れて無理心中を図った」と話した。

異変が起きたのはそれからだ。夫は最初の取調べ以降、留置場から出ず、動かない。食事を拒み、水以外はほとんど口にしなかった。逮捕から九日後、衰弱が激しいので警察は夫を病院に入院させる。病院は点滴などで栄養分を補給していたが、一五日後、夫は妻の後を追うように亡くなった。食事を拒んだ理由は、ついに語ろうとはしなかった。妻への贖罪、覚悟の餓死だったのかもしれない。

空気のいい地方を退職後の人生のステージに選び、仲良く暮らしていた夫婦がたどった末路はシニア世代の胸に突き刺さる。政府は「地方創生」と大都市の高齢者対策を兼ねて東京圏の高齢者の地方移住を奨めている。老後の田舎暮らしを夢見る人は多い。その移住先で起きた悲劇は、もはや他人事ではない。

†介護苦関連の事件は正確な数字がわからない

警察庁は「介護・看病疲れによる殺人事件」について、統計を取り始めた二〇〇七年から二〇一四年までの八年間に全国で三七一件発生したと発表している。年平均で四六件となる。介護・看病疲れで自殺や無理心中で亡くなった人は八年間で二二七二人。年平均二八四人だ。

しかし、これらの数字は現実をかなり小さく見せている。実際に起きている現象の一部、氷山の一角を表しているに過ぎない。というのも、警察庁の統計は加害者の供述や遺書でウラがとれているケースだけなのだ。心中や自殺を図った人が亡くなってしまえば、遺族や関係者の意向を踏まえて「穏便」に処理され、事件化されないことが多い。未遂は表には出てこない。

在宅の介護によって極限に追い込まれ、殺人や心中、自殺に至るケースは、未遂も含めれば、警察発表の数倍から数十倍、年間一〇〇〇件以上ともいわれる。二〇一五年の殺人件数は九三三件だから、それに匹敵する介護苦関連の事件が発生していることになる。

これほど介護苦の問題が深刻化しているのに正確な統計すらない。一方で、介護保険制度による「要支援・要介護者」は全国で約六一五万人（二〇一五年七月末）、自宅で介護されている人は約三五二万人（二〇一五年三月末）。「団塊の世代」が七五歳以上の後期高齢者となる二〇二五年には、それぞれ約八三〇万人、約四九〇万人に増える。とくに首都圏、関西、中京の大都市圏で今後、高齢者が激増すると予想されている。いわゆる「二〇二五年問題」が大都市圏に重くのしかかる。

一歩間違えれば、在宅医療、介護の苦しさで極限の一線を越えかねない事態が頻発している。「看取る」から「あやめる」への悲劇の跳躍を防ぐ手立てを真剣に考えなければならない。そのためには、踏みとどまった人たちの声に耳を傾ける必要があるだろう。「死のう。殺してしまおう」と思いつめながら、寸前でこらえた赤裸々な体験談は貴重な示唆を与えてくれる。たとえ厳しい話だとしても。

†誰かに話せることの大切さ

　東京都新宿区四谷、大通りに面したビルの一室で「公益社団法人　認知症の人と家族の会　東京支部（以下、家族の会）」のスタッフが、介護で疲弊した人からの電話相談を受けていた。年の暮れ、代表の大野教子さん（六四歳）が受話器を握りしめ、「そうね。はい。そうよね。辛かったでしょう……」と相槌を打ちながら、相談者の話を「傾聴」している。相談日は毎週火曜と金曜の一〇時から一五時。電話は一時間、一時間半を超えることも珍しくない。相談を受ける側も、くたくたに疲れる。

　大野さん自身、二〇年前に八一歳の姑を自宅に呼び寄せて世話をして以来、介護の辛さは身に染みている。姑の攻撃的な変貌に悩まされ、昼夜を問わない騒ぎように疲れ切った。「話を聞いてくれる友人がいなかったら、体を壊して介護を投げ出していたかもしれない」と顧みる。四年間の同居介護で体力を回復した姑は、認知症を抱えながらも地方に戻り、一〇一歳のいまも娘夫婦と暮らしている。大野さんは言う。

「電話相談では、心中したい、自殺したい、死にたいとよく言われます。とにかく、苦しみを吐きだしていただきます。吐露すれば不思議と楽になる。すべてを吐きだした後に、ひと言、アドバイスするとハッと気づくこともあるんですね。苦しさをわかってくれる場が必要なんです」

「家族の会」は、認知症という言葉もなかった一九八〇年に発足している。京都で結成され、全国各地に支部が立ち上がった。当事者が痴呆老人、ボケ老人などと呼ばれていた当時、「介護者を支えて介護される人を支えよう」と輪が広がった。

「ただ、家族も互いに傷をなめ合うだけでなく、認知症がどういう病気か知らなくてはいけません。知ることで気持ちに余裕が生まれ、対応の仕方が変わります。だから専門医や専門職を招いて勉強して知識を身につける。そうすれば自らの介護をふり返って目からウロコが落ちたりもします」と大野さんは述べる。

副代表の松下より子さん（六六歳）は、四〇歳で介護の世界に入り、ケアマネージャーや認知症ケア専門士の資格を取ってグループホームの管理者も務めた。実母を遠距離介護した経験もある。介護職に就いて間もないころ、東京都北区の大きな屋敷に独りで暮らす高齢女性の世話をして在宅ケアの必要性を痛感した。

その人は、排泄の手助けや下着の交換を拒むこともあったが、松下さんが仕事を終えて帰ろうとすると追ってきた。ところが、別宅で暮らす娘は母親が屋敷から出ないよう厳重に施錠していた。なかば幽閉状態だった。松下さんは女性に気付かれないよう退出しながら心が痛んだ。「こんなことがあっていいのかな。こういう人がもっと増えるかもしれない」と思い、認知症のケアにのめり込む。介護事業に詳しい松下さんは、家族の会に貴重な「視点」を提供している。

「相談者のほとんどが、最初に泣きます。ずっと聞いて、途中で話を整理して、こういう方法もありますね、と助言します。グループホームでの経験から、認知症のご本人の気持ちを私が代弁することもあります。認知症でも心は生きている。子どもへの愛情とか、じつは強いんです。そういうことも介護のヒントにしていただきたい」と松下さんは語る。

大野さんや松下さんは地道な活動を通じて認知症の介護現場を支えてきた。

この「家族の会」の会員たちは、「死のう。殺してしまおう」と絶望の淵に追いつめられながら一線を越えず、踏みとどまった胸のうちを『死なないで！　殺さないで！　生きようメッセージ』という冊子に綴っている。五二人の介護体験者の実話が並んでいるが、そのいくつかを紹介しておきたい。

†残された家族への思いが歯止めに

五九歳の女性が一家の大黒柱として仕事と介護に全力を傾けていた。家族は一五年間入退院をくり返す六五歳の夫と長女、長男。そして認知症の九二歳の実母と、その連れ合いの八四歳の義父だ。子どもたちが幼く、母親を最も求めている時期に、女性は実母の徘徊や問題行動に振り回された。義父は認知症を理解できず、実母を怒鳴る。実母の問題行動はさらにエスカレートする。そのような状況で「殺したい」という感情がふつふつとわき上がった。

「母の徘徊はどんどんエスカレートし、夜も昼もない義父の怒り声……。私はまず義父を殺したい気持ちになりました。大病手術後の夫をかかえ、夫の看病もあり、生活費のため私もフルタイムで仕事をしていました。寝られなくても仕事には出なければなりません。毎日毎日地獄化していました。

義父が外出したら後から追いかけ、足げりをして横の川に放り込んで殺してやりたい!! 問題行動ばかりの実母も早く死んでもらいたい!! こんな気持ちも娘、息子の寝顔を見た時にはおさまりますが、それでも翌日になれば……」

殺したいという情動を抑えられたのは、娘と息子、夫への愛情だった。厳しい状態を乗り切った女性は、次のように記す。

「今、義父を殺さなくて、いや殺せなくてよかった。母には、寝たきりでも一日でも長生きしてほしい、と願う私です。娘や息子に罪人の子とレッテルが貼られなくてよかった。夫の看病も私が同居してできてよかった。罪人になれば夫の看病もできずにいたろう……とつくづく思っています」

残された家族への思いが歯止めになっている。

†被介護者の「生きたい」という声

介護する相手に「一緒に死のう」と声をかけたときの反応でハタと我に返って思いとどまった例も多い。

埼玉県で暮らす五九歳の女性は、夫が五〇代前半で「若年性アルツハイマー」を発症してから在宅介護をしている。発症して五、六年目が一番辛く、「殺して」自分も一緒に「らくになりたい」とばかり考えていた。

「二人で一泊の旅行に行きました。とても景色もよく『おとうさん「らく」になりたいね……』。その言葉に『おれヤダ……』。本人はもっとつらかったでしょうに……。それは改めていっしょに生きようと心に決めた一言でした」

神奈川県の六三歳の女性は、九〇代の義母が大腿骨を骨折し、認知症の入院の大変さに打ちひしがれる。「死」が頭をよぎった。入院先の病院で義母に「いっしょに死んじゃおうか」と問いかける。

「(義母は) 骨折していることを忘れ、『家に帰ろう』『助けてください』と叫び続けるのです。看護婦さんをつねったり、『バーカ』と罵声をあびせたり……。付き添っている私が疲れ果て、思わず『いっしょに死んじゃおうか』と言ってしまいました。そうしたら母は、とびきりの笑顔で『生きていたい』と。ハッと我に返りました」

ぎりぎりで「生きたい」という本人の意思が介護者を「正気」に戻している。

†ふとした他人の言葉で思いとどまる

切羽詰まった介護者が孤立せず、支援してくれる人や組織を見つけられるかどうかが極めて重要だ。

埼玉県の七八歳の男性は、要介護度三の妻の介護で消耗した。妻は、夜中、二時間ごとに三回起きてトイレに行きたがるが、場所がわからない。そのたびに男性も起きて世話をする。「どうせ治らない病気だ」と思うとカッと頭に血がのぼり、妻を刺して自分も死のうと包丁を取りに行った。

と、その刹那「ふとドイツのフランクフルトを妻と歩いた時のことが頭に浮かんだ。たまたま日曜日だったこともあり、教会をのぞくと〝祈る人々の姿〟があった。『そうだ、日本にもお寺がある』と思った」と男性は記す。そして近所の浄土真宗の寺に足を運ぶ。「……ご住職さまのご法話が、身にしみた。最後に参拝したみなさんで『旅ゆくしんらん』を合唱した。涙が止まらなかった。（略）今、妻はターミナル・ケア段階にある。あの時よくまあ思いとどまったと思うが、人間、心の余裕がなくなると〝カッ〟となる時があるものだと思う」

京都府の五九歳の女性は、九〇代の実母の「せん妄」や「ろう便」のくり返しで精神的に参って、「もう、いっしょに死ぬしかない」と追いつめられた。入水を決心し、近くの川に何度も下見に行き、実母を乗せる車イスも用意した。決行するのは今日か明日かと緊張していたある日、「病院の予約の日が来ましたので行きましょう」とケアマネージャーから連絡が入った。

「家族の会」の電話相談での助言で予約していたのだが、待機が長引いて忘れていた。女性はケアマネージャーと一緒に母を病院に連れて行った。

「先生に診ていただき、二時間ほど話を聞いていただきました。何かつきものが落ちたようにスッキリしました。薬もいただき、二、三日でせん妄は消え、母も少し落ち着いてきました。もっと認知症のことを知らなくてはと思い、『家族の会』のつどいや講演会などに参加しました」

女性は、その後、「家族の会」で電話相談を受ける側に回ったという。

このように紙一重で踏みとどまった介護者の体験談には多くのヒントが含まれている。残される家族や大切な人への思い、介護されている本人の「生きたい」という気持ち、家庭の外とのつながりなどで悲劇が回避されている。

しかしながら、経済的に困窮して先の見通しが立たず、介護者自身が「うつ」に陥っている場合や、介護者が病気や障がいを抱えたケースでは、とても介護は望めない。

だからこそ、社会全体で認知症の人をカバーする方策が求められる。介護者の孤立を防ぐには行政の「個別相談」や「個別訪問」などが不可欠なのは言うまでもない。介護の苦悩を親身に受けとめ、相談に乗ってくれる場はもっと必要だろう。

†笑ってやりすごせる空気

認知症の介護現場にはさまざまな工夫やノウハウとともに破顔一笑の輝きも脈打っている。人は、過酷な状況に身を置くと「笑い」を求めたがる。絶望と隣り合わせのどん底ゆえに感情の振れ幅を広げ、泣き笑いの浄化作用の向こうに希望を見出そうともする。「家族の会」東京支部の代表、大野さんが同居介護をした姑さんのエピソードを紹介しよう。緊張がほぐれる逸話だ。

大野さん宅ですっかり体力を回復したおばあちゃんは、山梨の長女の家で暮らしたいと言って移った。長女夫妻はお寺と保育園を切り盛りしている。毎日、園児や檀家への対応で、長女は目の回るような忙しさだ。娘を助けたい一心で、おばあちゃんは夕飯の支度や洗濯物の取り込みを始めた。大野さん宅では「上げ膳据え膳」だったおばあちゃんが、昔とった杵柄《きねづか》とばかり立ち働く。たとえ認知症でも「役割」をこなしているうちに元気を取り戻す。家族から「ありがとう」「助かるわ」と感謝され、ますます気を良くした。

ある晩、おばあちゃんが夕飯の食卓に肉じゃが風の煮物をこしらえて出した。家族そろって「いただきまーす」と食べて間もなく、「ウッ」「痛い」「あれっ？」と長女たちはお腹を押さえて脂汗を額に浮かべる。大野さんが真相を語ってくれた。

「煮物のなかにね、玉ねぎの代わりに何とチューリップの球根が入っていたの。似てますでしょ。庭先で見つけたみたい。ハハハ。で、みんなでお腹を壊しまして、それを機に料理はやめてもらったんです。火の元の心配もありますし。ただ、おばあちゃんだけは、お腹、平気だったの。当たらなかったのね。戦争を経験した世代は強いわね。球根の毒もはね返したの」

大事に至らなくてよかった。おばあちゃんは一〇一歳の現在も山梨の家で泰然と過ごしているそうだ。

医療や介護の現場には、外からはうかがい知れない知恵が埋まっている。いわゆる「暗黙知」といえるだろう。それを言葉に変え、「形式知」とすることで継承が可能となる。

本書では、いまや避けて通れない在宅医療、介護について、現場を起点に地域、自治体、国へと同心円状に課題を抽出し、何が必要で何を選択すればいいかを考えていきたい。まずは、在宅医療、介護の現場にスポットライトを当ててみよう。

†家にいながら治療を受けるために

神奈川県川崎市幸区、高度経済成長を支えた工場群が移転した跡地に高層マンションが立ち並ぶ。近隣には昔ながらの商店が軒を連ね、小さな木造家屋が密集している。労働者の街の隣に巨大なショッピングモールが鎮座し、大企業のビルもそびえる。

さまざまな層の人が暮らしている地域で、四〇年にわたって在宅医療を切りひらいてきた先駆者がいる。石心会川崎幸クリニックの杉山孝博院長である。杉山医師は、東京大学医学部を卒業後、一九七五年に母体の川崎幸病院に内科医として入った。

川崎幸病院と杉山医師は、在宅医療の制度がなかった時代から自宅での「自己管理治療」を積極的に採り入れてきた。糖尿病のインスリン自己注射や在宅の血液透析、人工呼吸器の導入などに先進的に取り組んだ。当初、これらの自己管理治療は「保険適用（医療保険で認められ、診療報酬点数がつくこと）」されていなかった。法的に解釈すれば、保険適用外の治療は「自由診療」とみなされ、患者は一〇割の医療費負担を強いられる。

しかし、杉山医師たちは患者への指導、管理を徹底して環境を整え、病院治療の範囲内でこれを実践し、患者に重い自己負担を求めなかった。その結果、川崎幸病院が先行した自己管理治療は以後、次々と保険適用された。

たとえば糖尿病のインスリン自己注射は一九七三年の開院時から採用し、八一年に診療報酬認定されている。同じく血友病の凝固因子静脈自己注射は七七年から始め、八三年に診療報酬認定。慢性腎不全の在宅血液透析は七八年に開始し、九八年認定。慢性呼吸不全、慢性心不全の在宅酸素療法は七九年開始で八六年認定。慢性腎不全のCAPD（持続携行式腹膜透析）は八一年から始めて八六年認定。ALS（筋萎縮性側索硬化症）など神経筋疾患の在宅人工呼吸は八六年に採り入れ、九八年に認定されている。

杉山医師は、いち早く自己管理治療に取り組んだ理由をこう語る。

「初めは在宅での自己注射や透析なんて医療の専門職しかできないと言われていました。本人や家族に負担がかかる、事故が起きたらどうする、けしからんと批判された。当然ですね。しかし、患者さんがそれを求め、できるようになれば生活の幅が格段に広がり、社会的負担も軽くなる。すべて病院に入院して行っていたら、医療費はどんどん増える。総合的に考えて必要だと判断し、厚生省（現厚生労働省）に確認しながら、採り入れたのです。そこから他の医療機関にも自己管理治療が広がり、制度化されました」

杉山医師は在宅医療には次の三つのタイプがある、と指摘する。

「長期療養型」――脳血管障害、骨折・変形性脊椎症・変形性膝関節症・慢性関節リウマチなど運動器系障害、神経・筋疾患、慢性呼吸不全、老衰などさまざまな慢性疾患で通院が困難になり、在宅医療が必要とされる場合をさす。

「高度医療型（自己管理治療型）」――かつて病院、あるいは医療スタッフでなければできないとされていた治療法が在宅で可能となり、実現した医療タイプ。前述の在宅酸素療法や自己注射、自己導尿、中心静脈栄養、CAPDなどがここに含まれる。

「末期医療型」――在宅での終末期の医療および看護（ターミナルケア）。高度在宅医療で支えられながらのターミナルケアが増えている。

杉山医師は、一九七九年にケースワーカー二名とともに「地域保健部」を川崎幸病院に設けて本格的に在宅医療に分け入った。「患者・家族や地域住民のニーズに応える医療」を掲げ、在宅医療のネットワークを築いた。現在も川崎幸クリニックの院長業務と並行して「地域医療部」の看護師とともに週四日、アシスト付き自転車に乗って「台風の日も、大雪の日も」訪問診療に走り回っている。その診療状況は「院長ご挨拶」（http://saiwaicl.

jp/outline/message.php）に詳しく記述されている。

†在宅医療を決断する瞬間

二〇一五年晩秋、杉山医師に同行して在宅医療、介護に取り組む家庭を訪ねた。

田代逸郎さん（七三歳・仮名）は、寝たきりの妻・洋子さん（七〇歳・仮名）を自宅で介護していた。洋子さんが「犬の事故」で脳挫傷を負ったのは二〇〇六年一〇月だった。愛犬を散歩中、犬友だちと語り合っていると突然、大型犬に飛びかかられ、バランスを崩して転倒。縁石に頭をぶつけて意識を失った。救急搬送され、脳挫傷と診断される。

洋子さんはもともと血液中の血小板が少ない体質だった。出血すると血が止まらなくなるので手術が受けられない。救急病院で慎重な治療が行われ、二〇〇七年二月、民間のT病院に転院した。

転院して一ヵ月後、T病院から届いた医療費の請求書を見て、逸郎さんは驚いた。

「負担額が三五万円前後なんですよ。たとえばパジャマ代が一日一〇〇〇円で、月三万円とかね。そのパジャマが何日も取り替えられない。ご飯をこぼした跡が次の日も残っている。着たきりです。差額ベッド代も健康保険の対象外で全額自己負担でした。明細書を見て何々検査と記されていても、わかりませんでした」

逸郎さんは、長年、運送会社に勤務し、長距離トラックや大型トレーラーの運転手をしていたが、定年退職で子会社に移ったばかりだった。時間に余裕ができた半面、給料は三分の一に減った。月額三五万円の自己負担ではとてもやっていけない。

T病院の対応には不満が募った。とくに食事介助がひどかった。決まった時間に食事を運んでくるけれど、洋子さんが食べたがらないとさっさと下げてしまう。これではまずいと、昼と夜、食事を食べさせようと通った。しかし、食事時間には制限がある。どうしても食べきれない。さらに、八月には洋子さんのお腹に穴が開けられ、「胃瘻《いろう》」がつけられた。「最初に説明もなくて、何をされたのかわからなかった」と逸郎さんは言う。

このままではダメになると思った逸郎さんは、一〇月、半ば強引に洋子さんを川崎の自宅に戻した。幸区の福祉課から川崎幸クリニックと訪問看護ステーション、ケアマネージャーを紹介されて在宅医療がスタートした。そして、画期的な決断を下す。「胃瘻は使わない。口から食事をとらせよう」と決め、根気よく実行したのである。

「帰ってきたころは胃瘻をつけていました。ほら、天井に栄養剤の袋をひっかける鉤もついているでしょ。でも、胃瘻は使わず、そのまま少しずつ、プリンとかゼリーとか、口から食べさせた。人間は口で食べる生き物なんだからね。胃瘻はつけていたけど、毎日、朝昼晩と食べてもらいました。『つるりんこ』って知ってます?」と逸郎さんに聞かれた。

はて、「つるりんこ」とは初耳だ。何だろう。

「片栗粉みたいなもので、野菜ジュースやお茶に入れるとトロミがつくんです。リンゴやバナナ、ふつうの食事でもミキサーにかけて『つるりんこ』を入れたらトロっとして飲み込みやすくなります。鶏肉と大根の煮物でも、蒸かしたサツマイモ、卵焼き、何だっていい。粉末の『つるりんこ』を入れればいい。美味いんですよ。食事の塩分、糖分は少なめに化学調味料は使いません。これで女房も普通食を飲み込めるようになりました。重宝しています。こいつがあったから、胃瘻も外せたんですよ」

杉山医師は「食欲イコール生命力です。口から食べることを取り戻したのはすばらしい」と逸郎さんの介護ぶりを讃える。

「家に女房を戻してすぐ、幸クリニックの六階の会議室で杉山先生と看護師さん、ケアマネやヘルパーさんたちと女房の治療について話し合いました。あれで、ホッとしました」

逸郎さんが話している間も、洋子さんは「ウーウ——」と声を発している。

「在宅を始めて、一番困ったのはトイレですね。大便がね。処方された下剤を飲ませても出ないんですよ。三日、四日と出ない。浣腸してもちょこちょこ。先生や看護師さんは出るときは出ると言うけどね。心配で、ヘルパーさんに『摘便』の仕方を教わりました。手袋に石鹼でもかまわないから、ヌルヌルにつけて肛門から指入れて、腸を傷つけないようにそっと出す。出た日は全部、あのカレンダーに書いてあります。毎月、一〇回ぐらいは排便できています」

田代家の月別カレンダーには排便、薬の服用、食事、そして二週に一度の「ゴルフ」の予定が書いてある。多摩川の河川敷コースや千葉のゴルフ場でプレイすることと、週に一回、夜、洋子さんが寝ついた後に近所のスナックでカラオケを歌うのが逸郎さんの息抜きだ。リラックスタイムがなければ介護は続かない。就寝前には洋子さんのオムツを二重にした上で蒸れないように一部を切っておく。そうすると七時間ぐらい睡眠がとれる。

洋子さんの要介護度は五、月曜から土曜まで朝昼晩とヘルパーが入り、食事を作ってくれる。訪問診療は二週に一度で訪問看護は随時、頼んでいる。在宅に移ってからの医療費負担は、確定申告の医療費控除額でみると年間六〇～七〇万円。月二〇〇〇〇～三〇〇〇〇円かかる「つるりんこ」は確定申告の対象にならないけれど、T病院の入院時に比べれば医療費は随分下がった。

何よりも在宅に切り替えて、洋子さんの反応が変わった。話しかけると相手を目で追い、「ウウウー」と声を出せるようになった。一時期、脳に溜まった血を病院で抜いてもらい、幼児のような発語ではあったが、「はい」「ありがとう」「こんにちは」と言った。

が、しばらくしてまた言葉を失い、まったく声も出ない状態が続いた。容態は波のように上がったり、下がったりをくり返す。家に戻った洋子さんは安心したのか「ウウウー」と声を出す。目に感情がよみがえり、体重が増え、肌もつやつやしている。口から栄養が入って褥瘡（床ずれ）も好転した。

「自分の女房ですからね、俺がぜんぶ、面倒をみるからといっているんです。もう五〇年も一緒ですからね」と逸郎さんは笑みを浮かべる。

几帳面な逸郎さんは大学ノートに介護日誌をつけている。治療や介護の方法、食べ物、薬の種類、褥瘡の具合などがびっしりと書き連ねてある。そのノートが、いま二三冊目。たとえ妻が寝たきりでも夫婦の物語は紡がれてゆく。

†在宅での家族の苦労

杉山医師は、在宅で家族が抱える「七つの苦労」を次のように説く。

①介護の精神的、身体的負担。これは薬の処方やショートステイの利用で軽くできる。

②知識不足からくる不安感。認知症にしても症状を知らなければ、一生懸命がんばるとかえって苦労する。同じ悩みを持っている人との接触や、自ら知識を吸収することで先が見えてくる。

③周囲の理解不足からくる孤立感。たとえば親戚から「介護の仕方が悪いんじゃないの」と言われて落ち込んでしまう。医師や医療、介護の専門職が「ありがとう。助かっています」と介護者を積極的に評価することで孤立感を和らげる。人と人のつながりが在宅医療の支えだ。

④ふつうの生活が送れないストレス。認知症の初期は人によって徘徊や妄想が激しく、目が離せない。デイサービスやショートステイで介護者自身の時間をつくり、やりたいことをしてストレスを発散させる。

⑤突然の病状変化に対応できるかという不安。診療所や訪問看護ステーションなどが連携して二四時間対応の体制を築けば、不安は薄らぐ。結果的に介護者の緊急連絡は減る。

⑥住宅の環境的な問題。家が狭く、音も近所に筒抜けでは在宅医療、介護は難しい。

⑦在宅医療、介護に伴う経済的不安。医療の枠を超えた制度的サポートも必要。

杉山医師は「これらの苦しさの状態を整理して、どこにどんな援助をすればいいかが問われます。在宅では医療が必要な時期もあるけど、大部分は介護の世界です。当然、優秀なケアマネージャーが求められます」と語る。

†一人暮らしでの在宅医療は可能か？

最も難しい在宅医療は、介護を受ける人が寝たきりで独居というケースではないだろうか。介護される人の容態の変化に医療側が即応できるのかとつい心配になる。介護の手は外部に頼り切りだ。そのようなケースにも川崎幸クリニックでは医療や看護のサービスを提供している。

秋が深まった某日、訪問診療に出た杉山医師と看護師は、タウンハウス形式のアパートの前で自転車を止めた。看護師が玄関脇の小さなボックスを開け、暗証番号を入力してドアを開けた。建物によっては、このセキュリティがやっかいだ。最近の高層マンションはオートロックが多く、エントランスと住戸で二重のセキュリティがかかっている。医師や看護師が緊急で駆けつけた際、患者が独りで寝ていて内側からは解除できず、管理会社を通して大騒ぎになることも珍しくない。

タウンハウスの部屋では、山本英雄さん（六五歳・仮名）がベッドに横になっていた。大きな液晶のテレビ画面に大リーグ中継が映っている。山本さんは高校時代、甲子園大会に二度も出場した野球選手だった。三〇歳で血管造影検査を受けたところ、造影剤がもとで脳血栓を起こした。質の悪い造影剤による痛恨の医療事故だった。それ以来、寝たきりで言葉を発することができない。

しかし、話せなくても山本さんの頭脳はクリアだ。人が喋っている内容は理解できるし、文字も読める。歴史もののテレビ番組はほとんどビデオに撮って見ており、非常に詳しい。歴史の知識では誰も太刀打ちできない。野球仲間を通じて大リーガーのイチロー選手から等身大のポスターが送られてきたこともある。

医療事故で体が動かなくなってから、山本さんの世話はずっとお母さんがしていた。お母さんの口癖は「一日でもいいから、この子より長く生きたい」だった。だが八〇歳を過ぎ、九〇歳に達して寿命が尽きた。亡くなる直前、お母さんは「わたしが死んだら、この子は家で暮らせなくなる。好きな野球や歴史のテレビももう見られなくなります。あの子は病院は苦手なんです。どうしよう」と杉山医師に苦しい胸のうちを明かした。

「大丈夫。医療や介護のサービスが届けば、いままでどおり自宅で生活できますよ。（タウンハウス内には）弟さんもいるし、ヘルパーさんや皆で支えます。ご心配いりませんよ」と、杉山医師はお母さんを励まし、そして見送った。

この日、山本さんの状態は安定していた。看護師がインフルエンザの予防接種の案内を手渡して外に出ると、入れ替わりにホーム・ヘルパーが入ってきた。「検査でこういう状態になれば、悔しいでしょう。悔やんでも悔やみきれない。でも悔んでいるだけでは野球や歴史は楽しめません。そこは切り替えないと。生活は続くのです」と杉山医師が言う。

病院では見えない、在宅医療の世界が広がっている。

†父と息子による認知症介護

広い敷地の一軒家で、大川美鈴さん（七八歳・仮名）がベッドに仰向けで寝ている。庭は広く、手入の行き届いた築山が美しい。息子の隆夫さん（四六歳・仮名）と夫の信一郎さん（八一歳・仮名）が介護者だ。

美鈴さんは両手を胸の前でギュッと強く握っている。「拘縮《こうしゅく》」と呼ばれる状態である。

脳で筋肉の調整がうまくできず、関節部分が硬化して手を握りしめる。拳を胸に押しつけた部分に褥瘡が生じることもある。無理に握りしめた手を伸ばそうとしたら、本人が痛がって顔を背ける。隆夫さんと信一郎さんは手をマッサージして強張りをほぐす。

美鈴さんが認知症を発症したのは、「いまからふり返れば二〇〇八年の初頭でした」と隆夫さんは言う。美鈴さんは認知症にかかっていることを認めようとしなかった。物忘れのひどさを他人から指摘され、苛立った。やがて徘徊が激しくなった。隆夫さんが記憶をたどって語る。

「最初の警察沙汰が二〇一〇年の末でした。国道一五号線を南西にどんどん五キロも六キロも歩いて、鶴見橋を渡ってコンビニにいたところを警察に保護されて、連れて来てもらいました。二度目は東日本大震災を挟んで一一年の四月。徘徊しているところを、誰かが心配して鶴見警察に連れて行ってくれたんです。母は運が良かったのかもしれないですね。出て行ったきり、帰ってこないお年寄りも大勢いると言いますからね」

警察庁の発表では、二〇一四年に認知症が原因で行方不明になったと家族から警察に届けられたのは一万七八三人。一四年末までに所在が確認できたのは一万六一五人で、行方不明の人が一六八人もいる。

本人は病状が進むと苦しいだろう。ただ、家族は逆に余裕が出てくる。認知症特有の病状の進行と介護状況の変化について、杉山医師はこう語る。

「認知症の人は、いい状態の山と悪い状態の谷をくり返しながら総合的な体力が衰えていきます。そのスピードが非認知症の人より速いんですね。最初は体力もあって、どんどん徘徊して動き回る。だけど、次第に活動範囲は狭くなります。徘徊で歩き回って道に迷うと怖さも感じます。歩く範囲が町内から家の周辺に狭まり、それもできなくなって家のなか。さらに弱って家から出なくなり、立つ力が衰えてベッドとその周り。やがてベッドの上だけと変化する。その段階に応じて介護の状況も変わります」

なるほど、介護苦で消耗する前に、認知症特有の病状進行を知っておけば、少し先が見えるかもしれない。杉山医師は、この家で美鈴さんの姑も看取っている。やはり認知症だった。美鈴さんは義母を献身的にケアしていた。時の移ろいを杉山医師はしみじみと感じる。夫の信一郎さんの診療もしており、一家のホームドクターである。

息子の隆夫さんは「現在の介護に難点があるとしたら」とことわって、こう述べる。

「自分がいいなと思ったスタッフがコンスタントにきてくれないんです。とくに入浴サービスがそう。ヘルパーさんは同じ人がきてくれるんだけど、お風呂はスタッフが多い割にスムーズにできる人が少なかった。随分、うるさく言っていいスタッフが付いてくれた。入浴サービスは月に八、九回頼んでいるので軽視できないんです」

†二人三脚のような介護

白井次郎さん（八三歳・仮名）と妻の春代さん（八一歳・仮名）は、ともに教員生活を送り、定年まで勤めあげた。夫婦そろって小学校の校長を務めた。退職後は郷土史家のグループに入って活発に動き、出雲や九州、下北半島など全国各地を旅行して回った。夫妻に子どもはいない。

八年前、「胸が痛い」と訴える春代さんを、次郎さんは川崎幸病院に連れて行った。検査したら肋骨にひびが入っていた。整形外科医はコルセットや薬を処方しながら、「ちょっと気になるので杉山先生にも診てもらってください」と助言してくれた。

改めて春代さんが杉山医師の診察を受けると「認知症が始まっています」と告げられた。通院での治療が始まった。

当初は次郎さんが春代さんを自動車に乗せて通院していた。だが、春代さんの体力が衰え、車イスを使い始めて通院が困難になった。自家用車の乗り降りが次郎さんにとっては重労働に変わったのだ。病院に行くと、春代さんは診察を受けるまでの待ち時間が耐えられない。がまんできず、大声を上げて、動き回ろうとする。これ以上、周りに迷惑をかけられないと在宅での医療、介護に転じた。次郎さんが語る。

「家内は外を徘徊することはありませんでした。暴れもしません。ただ、夜中の一時、二時でも『わたしの家に帰る』と言いだすのです。ここがあんたの家で五〇年も住んでいるよと言っても、いや、帰る、と。子どものころに育った家で両親と祖父母が待っているから帰るんだ、と言ってききません。しょうがないので、玄関に行って靴をはいて準備をします。で、玄関の扉をあけると真っ暗でしょ。雨でも降っていれば、ほら暗くて雨だ、明日の朝一番で行こうよ、と言ってやっと思い直す。それを何度も、何度もくり返して、ようやく疲れて寝るわけです」

介護の担い手は次郎さんと、春代さんの一五歳下の妹さんだ。妹さんは片道一時間以上電車に乗って週に三回、介護の手助けにくる。最近は介護施設のショートステイを使い、妹さんの負担を減らしている。次郎さんは在宅医療と入院の違いを、こう語る。

「幸クリニックで診察を受けた翌日、たまたま家内がベッドから落ちたんです。それで顔を打って。ちょうど近所の診療所は休診日でどこもやってなかった。杉山先生に電話したら、内科のお医者さんが飛んできてくれた。吐き気はないか、熱は出てないかと診察して点滴の処置をしてくれました。ふつうの入院より、在宅のほうが一所懸命診てくれます。病院では看護師が忙しすぎて飛び回ってますよ」

昭和ヒトケタ生まれの次郎さんは、家事、とくに料理が苦手だ。月々の医療・介護費の自己負担は二〇一五年の三月まで八万円程度だったが、四月から一二万円前後に上がった。介護保険の負担割合が一割から二割に上がって一万円ちかく増額し、さらにヘルパーを頼む頻度も増えたからだ。

「考えたくないけど、看取りの心の準備はしています。いつそれが来ても不思議ではありません。考えたくないですよ。でも、心のどこかにそれを据えて介護しなくちゃね」と、家族旅行のアルバムを眺めながら次郎さんは言った。

†難病の母を支える子どもたち

東京都文京区根津、不忍《しのばず》通りに面したビルの三階に在宅療養支援診療所「文京根津クリニック（以下、根津クリニック）」が拠点を置いている。

院長の任博《にんひろし》医師は、一九八七年にドイツのハノーバー医科大学を卒業。ドイツで医療経験を積んだ後、二〇〇五年、この地に開院した。一貫して「自宅で生活しながら療養をしたい」患者に医療を提供してきた。近くの東京大学や順天堂大学の医学部附属病院、民間総合病院などと連携し、退院後の自宅療養も支える。最新の心電計や超音波検査装置などの医療機器を携行し、「質の高い在宅医療」を目指す。その傍ら訪問看護ステーションの看護師や、介護施設のケアマネージャーとも密接に連絡を取り、ケアの細部にもこだわる。

根津クリニックの活動範囲は、文京・荒川・台東三区を中心に北・豊島・足立の各区まで広がる。任院長は八名の非常勤医師らと在宅医療に取り組み、二〇一三年七月から二〇一四年六月までの一年間に三三三四回の訪問診療等を行った。文京区内ではトップクラスの実績だという。高齢者が激増する首都圏で、基幹病院と在宅をこまめにつないでいる。

二〇一五年一一月下旬、根津クリニックの非常勤医師とともに患者の自宅を訪ねた。

住宅街の一角、鉄骨モルタル造りのアパートで、吉村妙子さん（八一歳・仮名）が訪問診療を待っていた。妙子さんは「高安《たかやす》動脈炎（高安病）」に罹っている。聞きなれない病名だ。明治時代に医学者の高安右人が発見したことから、こう呼ばれている。

高安病は、大きな血管が炎症で収縮し、狭窄や閉塞で心臓や腎臓、脳などの臓器に障がいを起こす。原因不明の難病で全国に約五〇〇〇人の患者がいるという。

九州の離島で冷凍食品中心のスーパーを夫とともに営んでいた妙子さんに高安病の症状が出たのは四〇代半ばのころだった。胸、背中、腰、手足に激痛が走った。立ち上がるのも困難で、二階の寝室から一階の台所まで這っておりた。痛みに苦しむ妙子さんにとって、七人の子どもたちが支えだった。

「痛みとの闘いでしてね、ずっと子どもたちに体をさすってもらって、撫でてもらって痛みを和らげてきたんです。発作が出ると全身が棒のように硬くなって動けない。針灸や香草、あれこれ試したけどダメでした。四八歳のときに喀血しましてね、九州や関西の病院を転々と渡り歩いたけど診断がつかず、東京の広尾病院で初めて高安病と診断されたんです」と妙子さんはふり返る。

そこから九州の離島と東京を往復する生活が始まった。やがてスーパーを継ぐ長男以外の子どもは島を出て関東圏に移り住む。それに合わせて六〇代で妙子さんも東京に移り住んだ。

その後も高安病が進行し、心臓の弁を人工弁に換える手術を受けた。三年前に転倒し、尾骶骨を折って入院する。その病院で食中毒のような状態に陥り、意識を失う。一命をとりとめて退院した後、根津クリニックの訪問診療と出会い、望みを託したのだった。

現在、妙子さんの要介護度は三。主に二女の由美子さん（四五歳・仮名）がケアをしている。由美子さんが現状を語る。

「在宅医療で二週に一度、先生が来てくれて薬の調整やさまざまな対処をしてくださるので、病気がコントロールできています。それまでは二カ月に一度、広尾病院に行っていたのですが、病状が一気に悪くなると対処のしようがなかった。救急車を呼ぶしかない。何度も母は死にかけました。意識不明でＩＣＵに入ったこともあります。本人も不安だったと思います。そこを在宅医療でカバーしてもらっています。入院しているのと同じような治療が受けられるのはありがたい。家族のマッサージは、いまもずっと続けています」

子どもたちが母の体を撫で、さすって生命がつながった。

「ヘルパーさんは毎日来て、デイケアは週に二回、お風呂は三回。介護のサービスにはとくに不満はないですね。ただ、二四時間、いつどんな変化が起きるかわかりません。一番心配なのは心臓の人工弁です。そろそろ弁の寿命がくるのですが、もう年齢が年齢ですから付け換える手術はできません。それがどうなるか、ですね」と由美子さんは言う。

ケアとは、そもそも人間が本能的に行なう営みであろう。医師という職制が確立される前から、人はごく自然にケアをしてきた。在宅医療はその延長線上にあるのだろう。

†在宅医療の不思議な時間の流れ方

多田時恵さん（七三歳・仮名）は「ミトコンドリア脳筋症」という難病で寝たきりだ。この病気は神経難病の一種で筋力が衰えていく。瞼も自分では開けることができず、体を動かせない。

三年前、夏のお盆に合わせて「三日だけ家にいさせてほしい」と入院先の病院に頼んで自宅に戻してもらった。その際、根津クリニックに在宅三日間の治療が託された。

任院長たちは、地震で停電しても電池で稼働する人工呼吸器や痰の吸引装置、赤外線酸素モニター装置など病院同様の医療機器を自宅に持ち込み、時恵さんを迎える。二四時間、病状の急変にも対応できる体制を整えた。

すると自宅で三日過ごした時恵さんは、

「もう病院には帰りたくない。このまま家にいたい」

と、微かに唇を動かして意思表示をした。

夫の泰造さん（七八歳・仮名）が「全面的におれが介護をします」と周りを説得し、在宅医療に突入する。時恵さんには胃瘻、人工肛門、尿道カテーテルが付いている。末期の大腸がんにも罹っており、痛み止めのモルヒネも使われる。献身的な介護を続けてきた。

その日、訪問診療に来た医師は、気管内に挿入して気道を確保しているカニューレを交換して、泰造さんにこう話しかけた。

「二週間経ったのにすごくきれいですね」

「よーくブラシで洗って、ミルトン（哺乳瓶消毒剤）を薄めた水につけてるんです。訪問看護師さんに教えてもらいました」

「そうですか。いま、お困りのことはありませんか」

「足の痛みも薄れてきて、痛み止めはずっと使っていません。お風呂の湯船も三〇センチぐらい大きくしたので足もつっかからなくなりました。エリキュースも使っていません」

「以前は少し出血みたいなのがあって止めたのですが、エリキュースは血液を固まりにくくする薬で、脳梗塞を防いだりするもの。また始めてもいいかなと思います」

「止めていたので、量はかなり余っています」

と、泰造さんはテキパキ答えた。訪問診療が終わって医師が帰った後、台所の椅子に腰かけて泰造さんの話に私は耳を傾けた。

「いまね、本人は口を開くのも大変で、言ってることがわかりにくくなってきた。意思の疎通が難しいね。本人は、辛いことも言えない。手も足も動かせない。目も開けられないでしょ。たとえばコバエが飛んできても払えないんで。苦しそうだから、何を言っているんだコレは、と。そしたら『ムシ』って。何をしてほしいか聞くのが大変だね。食べ物は、全部胃瘻から。薬も点滴です。痰の吸引は自分（泰造さん）がします。訪問看護やリハビリの先生も来てくれるけど、それまで待たせるのは嫌だ。なるべく清潔にしなくちゃね」

夫妻には一人息子がいる、というが……。

「いるのはいるけど、追い出したんだ。結婚してなくて、お金をせびりにくるだけでね。母親があんあいう状態なんだから、ちょくちょく来いと言っても忙しいって。来ても三分ぐらいで帰っていく。一年三六五日、二四時間、おれがついていないとね。こっちが疲れたと言うとね、女房は『迷惑かけてごめん。死にたい』って言いますから。それが一番辛いですね。だから疲れたとは絶対に言いません。でも、あっという間に在宅で三年経ったな。四年目がきます。初めはどうなるものやら、と思ったけどね」

在宅医療の一日、一日は長い。しかし一週間は瞬く間に過ぎていく。不思議な時間感覚のなかで泰造さんは生きている。

「やっぱり、これが使命だと思ってさ。一週間に一回だけ、喫茶店にコーヒーを飲みに行きます。ヘルパーさんが来てくれている間に。デイケアやショートステイは使えません。いや、使えるけど本人が望まないし、とにかく家にいたい。往診の先生は、すごくいいね。先日も夜中にぐあいが悪くなって電話をしたら、行きますよーって来てくれた。病院に行かないと危ないですからと救急車呼んで、付いてきてくれた。いい先生です。この家で、最期まで介護するつもりです。元気なころ、いい亭主じゃなかったしね」

厳粛な時間が流れている。

†費用と介護サービスとのせめぎあい

東京都北区の賃貸マンションの一室で、訪問診療医とケアマネージャー、介護福祉士、訪問看護ステーションのスタッフが額を寄せて話し合っていた。ベッド脇の椅子に座った川村小百合さん（六六歳・仮名）が、在宅医療、介護関係者の緊急ミーティングに心細げな視線を向ける。川村さんは脳血管障害の後遺症で思うように体を動かせず、発語はたどたどしい。とはいえ、介護スタッフが話している内容は正確に理解している。

緊急ミーティングのテーマは、介護保険認定調査員のチェックで川村さんの介護保険の要介護度が「五」から「四」に引き下げられたことにどう対処するか、だった。

昨年、川村さんが入院中に家事、介護すべてをこなしていた夫が急逝した。夫妻に子どもはなく、川村さんの身寄りは近くに住んでいる妹だけになった。ただ、妹の家庭も家計は苦しく、姉の介護にお金と時間をかける余裕がない。昼間働いている妹は緊急ミーティングにも顔を出していなかった。

川村さんの要介護度引き下げに台所事情の苦しい妹は賛成していた。そこが問題だった。ほとんどの介護保険認定調査は、行政の募集に応じたケアマネージャーが務めている。川村さんを担当した介護保険認定調査員は、規定のチェック項目に沿って本人から身体の状態や理解度を聞き取り、要介護度四への引き下げが妥当と判断した。

要介護度が五から四に下がれば、利用できる介護サービスの幅が狭くなる。五なら利用限度額は三六万六五〇円。自己負担額は一割の三万六〇六五円だ。四に下がると限度額が三〇万八〇六〇円に下がり、自己負担も三万八〇六円に減る。自己負担額が約六〇〇〇円下がるのだ。その分、介護サービスが減るのは言うまでもない。集まった医療、介護スタッフを見回して、ケアマネージャーが意見を言った。

「いま、朝一時間、ヘルパーが入っています。川村さんはベッドから起きてもらって、食卓についていて朝食を食べてもらっています。四に下がれば、ヘルパーは三〇分しか入れないので、食卓につくのは難しい。ベッドでの食事に変わりそうです」

医師が反応した。

「食卓からベッドに戻るのは、よくないですね。椅子に座って食事をとることは、とても大切なんです。ベッドの上では姿勢を保つのが難しいでしょ。だから、うまく食べ物を飲み込めなくて誤嚥をしたり、とかね。できるだけ食卓で食べたほうがいいんです」

「ただ、妹さんは四への引き下げに賛成しておられます。約六〇〇〇円自己負担分が減るので……」と介護福祉士が応えた。緊急ミーティングは続いた。

母親を介護した経験のあるケアマージャーで社会福祉士の田中充夫さん（六二歳）は、要介護度の引き下げは「たまにある」と言う。

「認定調査では調査員の調べた内容がコンピューターで機械的に判定されて、要介護度が下がることもあります。体感的には認知症の要介護度は二とか三とか止まりで、それ以上あがらない。でも、現場では介護費用を抑えるために下げるというのは、あまり聞きませんね。政策的な介護抑制はあるのかもしれないけど、個別の自己負担額を下げたければ、要介護度はそのままでサービス内容を変えて切りつめたほうが合理的だと思います。まぁ認定調査の判定はひとつの目安で、主治医の検証によって要介護度は決まるんです」

川村さんの緊急ミーティングも、結局、医師が要介護度を「五」に上げるよう北区に「再申請」する方向で話がまとまった。医師は、介護スタッフに語りかけた。

「介護を担当する人にベッドで寝て食べるのも、起きて食べるのも同じだとは思ってほしくないのです。座れるかどうかで寿命も変わります。負担額については五の限度額内で減らす方向で考えましょう」

ミーティングの途中で説明を受けた川村さんは、

「みんなありがとう。わたし、がんばるっ。いもうとといっしょにがんばる」

と、一語一語区切って答えた。ベッドの脇には毛筆で「自分を信じる」「桜咲け」と書いた紙が貼ってあった。リハビリを兼ねて川村さんが墨書したものだった。

†孤独と貧しさのなかで

在宅医療、介護のニーズが高まるなか、貧困がそこに深い影を落としている。家計の状態で受けられる医療が変わる。国民皆保険で公平な医療が実現しているといわれる日本でも医療格差が広がっている。

北区の築後四〇年を超えた団地の外廊下におばあさんがしゃがんでいた。パジャマ姿で吹きさらしの廊下に坐っている。

福祉関係者から連絡を受けた根津クリニックの任院長が臨床検査技師を伴って往診に駆けつけた。看護師ではなく、臨床検査技師が訪問診療に同行するのは理由がある。まず、看護師の不足。いい人材がなかなか揃わない。むしろ臨床検査技師のほうが最新の医療機器の扱いにも慣れており、採血もできる。薬剤投与はできないが、そこは医師がやればいい、と割り切って訪問診療に同行している。

団地のおばあさんは、独り暮らしだった。重度の認知症で高脂血症を患っている。脚の痛みがひどく、歩けない。団地内に親しい人もいない。相方は猫一匹。這いずって外に出たまま、へたり込んでいた。要介護度四で通院を拒み、薬は飲まず、脱水気味だった。

任医師はおばあさんを抱えて室内に入る。家財道具らしきものはなく、冷蔵庫も空っぽ。コンビニ弁当の食べがらだけが散乱していた。任医師が語る。

「ここまでくるとヘルパーも朝昼晩、弁当を買って来て入浴介助で精いっぱいです。介護保険を限度額まで使ってても料理を作ってはいられませんね。ちょっと目を離せば食事をとらず、栄養失調になってしまう。火の始末や刃物事故の危険も高まります」

周りがハラハラしながら見守っていると、おばあさんは潰瘍を発症して入院した。そして二度と団地には戻らず、消えた。北関東の高齢者介護施設に送られたらしい。生活保護を受けていたので行政が受け入れ先を探したのだという。

†訪問診療の闇

生活保護を受けず、月一三万円程度の保護レベル以下の年金で暮らす高齢者は、おばあさんのような状態になっても行き場がない。特別養護老人ホームは数年待ち、有料老人ホームは高くて手が出ない。在宅で孤立し続けるか、無届け介護ハウスにすがりつくか……。内閣府の「平成二二年版男女共同参画白書」によれば、六五歳以上の相対的貧困率は二二%。高齢者の五人に一人以上が厳しい生活を送っている。

一方で、在宅医療は医療機関の「金のなる木」に変わってきた。その象徴が訪問診療に関する「診療報酬」の設定の仕方だ。医療保険が適用される医療行為は一点=一〇円で診療報酬という対価が決められている。訪問診療と聞けば、多くの人は自宅で療養する個人への往診をイメージするだろう。しかし、主流はむしろ介護施設や老人ホームへの「施設往診」だ。この施設往診の診療報酬がくせものなのだ。二〇一四年の診療報酬改定まで、個人宅往診であれ、施設往診であれ、患者一人を診れば同額の診療報酬が認められていた。

そこで、どのような現象が起きたのか。

施設往診専門のクリニックで働いた経験のある三〇代後半の医師は言う。

「グループホームは、たいてい一ヵ所に高齢の利用者が一八名います。車で行って一時間ぐらいで一八名を診てしまう。個人宅往診の何倍もの診療報酬が転がり込み、年間に何億円と稼げました。それで儲けたクリニックは、自前の高齢者施設をつくってそこに往診してまた儲ける。濡れ手で粟とは、あれでしょう」

加えて「高齢患者紹介ビジネス」が横行した。紹介業者が高齢者施設の患者を大量に獲得し、開業医に施設往診を持ちかける。医師が応じれば診療報酬から手数料を取る。施設往診のうまみにつけ込んだ商売だ。この状況に朝日新聞が一石を投じた。「『患者、金づるか』紹介ビジネス、過剰診療・水準低下の恐れ」(二〇一三年八月二五日付)と題してスクープを放つ(以下、一部引用)。

通院することが難しい患者を月二回訪問したら、医師が受け取る診療報酬は六万円を超える。外来の一五倍だ。高齢者施設の三〇人をまとめて訪問すれば、月一八〇万円が入る。業者はその二割程度を毎月、自動的に手に入れることができる。

東京都世田谷区の診療所には、三年前に紹介業者が訪ねてきた。「患者を紹介するので、料金を払って欲しい」。医師が医師仲間にメールで相談すると、仲間の診療所にも同じ業者が営業に来ていた。

厚生労働省にも複数の情報が寄せられている。愛知県では、有料老人ホームの運営会社自体が、医師に入所者を優先的に紹介する見返りとして診療報酬の二〇％の支払いを要求していたという。NPO法人高齢社会をよくする女性の会・樋口恵子理事長は「高齢者や病人の人身売買だ。体が弱っていく時期に、営利だけを追求する人々の利権によって食い物にされるのかと思うと許せない」と憤る。

厚労省は、施設往診を放置できず、二〇一四年改定でその診療報酬を引き下げた。一度に同じ施設の患者一八名を診た場合の診療報酬は、従来の約四分の一に減らされた。以前に比べれば施設往診のうまみは減った。だが、そこにも抜け道がある。施設往診に詳しい三〇代後半の医師が解説する。

「一八名の患者を、別の日に診たらいままでどおりに診療報酬はつくんです。厚労省はそれを認めています。急に施設往診がなくなったら、施設が困りますからね。クリニックによっては車に医者を大勢乗せて、各施設に医者を一人ずつ送って一人の患者しか診させない。一日の間に施設間をぐるぐる回って診療報酬を稼ぐ。制度を狡猾に利用した、モラルが壊れた施設往診が行われています」

経済格差の拡がりが医療財政を圧迫するなか、在宅医療が食いものにされている。

「そもそも施設往診は、患者ではなく、施設のスタッフの困難に対応している面があります。スタッフは、夜間が大変です。グループホームの多くは九名の利用者を一人の当直スタッフが担当します。利用者には寝ていてほしい。誰かが騒げば次々と起きだして収拾がつかなくなる。それで、寝かせてくれ、精神的に落ち着かせてくれ、と医者に頼む。医者は、向精神薬の類の薬をどんどん使う。利用者は頭がふらふらして転んで骨を折る。肺炎に罹る。すると今度は転ばないようにしてくれ、と言いだす。そのくり返しでした」

と、三〇代後半の医師は語る。彼は施設往診のクリニックを辞め、現在は総合病院で働いている。厚労省は診療報酬を改定する際の「サジ加減」で医療をコントロールしてきた。普及させたい医療行為の対価は高くし、逆に抑えたい医療行為は低くする。訪問診療は広めたいので高額な報酬が設けられている。お金が集まるところに人も集まり、玉石混淆のサービスが提供される。一方で医療全体に市場化、産業化の波が及んでいる。気がつけば金の切れ目が命の切れ目という考え方がじわじわと社会に染み込んでいる。在宅医療の光と影は医療費の側面からも読み解かねばならないだろう。

第二章　亡くなる場所が選べない

†「死を待つ家」

ニューヨークで暮らす写真家、井津建郎が、最近、インドの聖地・ベナレスの「ムクティ・バワン」に来た人たちを撮った写真の個展を開いた。ヒンディー語でムクティとは「解脱」、バワンは「館」。解脱の館といえばいいのだろうが、ガイドブックはあけすけに「死を待つ家」と訳す。死期が迫った人と、その家族が永遠《とわ》の別れを告げるために泊まる宿である。

ある写真では老いた男が粗末な寝台に横たわっている。死はちかい。娘だろうか、サリーをまとった女が傍らに座り、老人の手を握っている。中年の男性が石の床にあぐらをかき、本を開いて手で拍子をとりながら語りかける。古代インドの長編叙事詩、ラーマーヤナを朗誦しているようだ。逝く人の胸奥に向けて……。

ガンジス河畔のムクティ・バワンは、かつて死を待つ人で溢れていたが、インド経済の発展著しい昨今、閑古鳥が鳴いている。お金を持った人びとは病院や、特別に用意したホテルで死を迎える。つまり、写真家がカメラを向けた人たちは、誰もが、貧しい。部屋代無料の宿で看取り、看取られ、すぐ荼毘に付して、帰っていく。暮らしに余裕などない。

ところが、写っている生者も死者も「苦」を超えた静けさに包まれている。澄み切った静謐さは何がもたらすのだろう。井津は、撮影した現場の空気感を、こう語った。

「この宿を『死を待つ家』と言うけど、違うなぁと思う。その人がどんなに貧しくても、社会的弱者でも、尊厳が保たれていて、じっと死を待つのではなく、出発する感じだね。来世への橋渡しをしてもらって旅立つ。宿には司祭もいて、皆さん、輪廻転生を信じている。苦悩の多い現世からの解脱を信じて、徳を積もう、と祈っている。死を『自然』の営みとして受けとめているんだろう。火葬場で写真を撮らせてほしいと頼んで、断られたのは、ここ三年間で一度だけ。日本じゃあ、こうはいかないだろうね」

宗教心が薄く、煩悩ばかり抱えている私は、ムクティ・バワンのゆっくりと循環している時間が、とてもまぶしく感じられた。「やすらかに逝きたい」のは万人の願いだろう。

†「看取り難民」に直面する日本

日本は「多死社会」に入った。二〇一三年の死亡者数は全国で一二七万人。それが「団塊の世代」の高齢化で二〇三〇年には一六〇万人、二〇三九年前後には一六七万人に増えると予測される（国立社会保障・人口問題研究所「日本の将来推計人口」二〇一二年一月）。実際に亡くなっている場所をみると、病院と診療所が七七・八%を占め、自宅一二・九%、老人ホーム五・三%、介護保健施設が一・九%で、その他が二・二%。自宅と施設を合わせた「在宅」での看取りは二〇・一%にとどまっている(二〇一三年現在)。

国の財政的制約で病院のベッド数はそうそう増やせない。このままでは急増する高齢者の看取りの場を確保できない恐れがある。厚生労働省は、「死亡場所別、死亡者数の年次推移と将来推計」で、二〇三〇年には医療機関、介護施設、自宅を除いた「その他」での死亡者数が約四七万人に達すると予想している。

「その他」とは、いったいどこなのか。無認可の介護施設か、はたまた路上なのか。日本にもムクティ・バワンのような宿泊所がつくられるというのだろうか。「その他」について厚労省は詳しい説明をしていないが、語感から「看取り難民」が大量に発生する危機感が伝わってくる。四七万人という数字の根拠はともかく、厚労省は看取りの場の不足に警鐘を鳴らしたいのだ。

では、このままでは間違いなく発生する「看取り難民」をどう防げばいいのか。

そこで、入院治療から在宅医療、介護、看取りへのプロセスが必要となる。病院の限られたベッドを有効に使いながら看取りの場を確保するには、できるだけ在宅で医療や介護、生活支援のサービスを受け、治療のためにときどき入院するパターンが求められている。終末ぎりぎりまで在宅で過ごして最期は病院、あるいは在宅で看取る。「ほとんど在宅、たまに入院」といった筋道を確立することが急浮上してくる。

†「地域完結型」への政策転換

そこで厚労省は、「病院完結型」から「地域完結型」への政策転換を打ちだした。住まいと医療、介護や生活支援が一体的に供給される「地域包括ケアシステム」の構築が、政策的な切札だ。市町村や都道府県が地域の自主性、主体性に基づいて、概ね中学校の学区単位(一万人規模)で、三〇分以内に医療や介護のサービスを提供できるネットワークをつくるよう、指導している。経営面からも一般の病院が入院患者を長期間抱えこむと儲からないように「診療報酬」を改定した。診療報酬とは、医療保険が適用される医療行為ごとにつけられた対価(技術料や薬剤費、検査費、医療材料費など)である。一点=一〇円で、初診料「二八〇点(二八〇〇円)」というように決められている。

この診療報酬を二年に一度、厚労省は改定して医療政策の舵取りをする。そのなかで入院患者が早く退院するよう仕向けている。

たとえば看護ランクが一〇対一（入院患者一〇人に看護職員一人）の一般病棟の場合、患者の一日当たりの「入院基本料」は「一三三二点（一三三二〇円）」。入院期間が一四日までは一日当たり「四五〇点」が加算される。一五〜三〇日は「一九二点」、三一日以降は加算「〇」になる。入院が九〇日以上に及ぶと入院基本料自体が著しく減額される。

逆に患者が住み慣れた地域で療養や生活ができるよう「退院支援」を行なえば「六〇〇点」の加算がつく。病院側は、できるだけ早く退院を、と患者に迫るというわけだ。「病院は三カ月しか置いてくれない」という患者の声は、このような事情を反映している。

一方で、地域の診療所には「地域包括診療料」や「認知症地域包括診療料」などの診療報酬が認められ、経営的には追い風が吹く。「病院から地域へ」、多死社会の課題を克服しようと医療政策の軸は移されている。

†医師が看取りを理解していない

だが、しかし……、在宅医療の現場は、机上の青写真どおりにはいかない。医療にしろ、介護にしろ、提供するのは人間であり、サービスを受けるのも人間。感情と感情がぶつかり、打算や利害も絡んでくる。

川崎幸クリニックの訪問診療部門（地域医療部）をまとめる滝澤憲一医師は、在宅での終末期の医療や介護（ターミナルケア）の難しさの根本には「世のなかの死への受け入れに対する冷たさがある」と述べる。

「一般の病院は、手を尽くしても治らない病気の人は出てください、という姿勢です。ベッドに余裕がなく、DPC（包括医療費支払い制度）が強くて末期の人は追い出されます。見放されて自宅に戻り、病状が悪化して、体が動かなくなった段階で『往診を』と、われわれ訪問診療医に連絡が入ります。そこから往診を始めて一カ月ぐらいで亡くなるケースがかなり多いんです。

医師のほとんどは介護保険の制度を、よく知らないので診療するだけで介護につなげない。介護保険が使えるのに使わず、生活支援を受けられない患者さんもいます。在宅では生活支援がとても重要なのです。われわれが訪問診療に入れば、ケアマネージャーを決めて介護体制を組みます。一カ月で『看取り』までいくのは大変なんです。せめて数カ月前から接触できれば、ご本人が静かに過ごせる期間をもっと伸ばせるのですが……」

病院から地域への患者の「受け渡し」の拙劣さも在宅ターミナルを困難にしている。がん患者の主治医の多くは、相変わらず「告知」をためらうという。

「医師がしっかり面談し、がんの宣告をすれば、患者さんも死を受け入れる準備ができてきます。それをしないから、家に戻されて体調が悪化して苦しい局面で訪問診療が入ると、『怒り』しか向けてこない。病院の医師には、末期の患者さんを退院させた後のことを、本気で考えてほしい。いつか本人が、がんに気づくだろう、ではあまりに冷淡ですよ」

しかし中核病院のある院長は「独身で家族のない末期がんの患者さんへの告知は慎重にせざるを得ない。ある独身の患者さんに告知をしたら自殺しました」と言う。末期では心の支えが不可欠だ。宗教の存在感が薄れた現代ニッポンでは、終末期の患者の来世への橋渡しも医師に求められているかのようだ。医師は白衣の他に僧侶が着る黒い袈裟も持たなくてはならないのか。それは善しあしの問題ではなく、現実社会のニーズなのだ。

だが病気を「治す」ことばかり叩き込まれた医師には、その力量はない。患者に「寄り添う」医療が必要だと口先では言っていても、体がついてこない。

看取りという終着点を抜きに医療を語ることは、もはや不可能となった。よく生きることとよく死ぬことはメビウスの輪のようにつながっている。家族と司祭が死出の旅路の介添えをするムクティ・バワンがまぶしく見えるのは、現代の日本が死を遠ざけてきたからだろう。タブーを恐れず、死を語らねば医療を選べない時代に私たちは生きている。

じつのところ在宅医療、介護から看取りへの道筋を確立するのは容易ではない。患者にとって死は一回こっきり、非日常の極致で「未体験の怖さ」がつきまとう。かたや医師にとって患者の死は日常的な光景であり、両者のギャップはなかなか埋まらない。

†安心して人生の最期を迎える医療

そんな多死の時代に、「どんな病気でも、どこに住んでいても、安心して人生の最期を迎えることのできる社会を目指す」と唱え、真正面から終末期の在宅医療に取り組む医師がいる。小澤竹俊、横浜市瀬谷区の「めぐみ在宅クリニック」院長である。

小澤医師は一九八七年に東京慈恵会医科大学を卒業し、山形大学大学院医学研究科博士課程を終了。救命救急センター、農村医療に従事したのち、一九九四年から横浜甦生病院に転じ、ホスピス病棟長を一〇年間務めた。二〇〇六年に「めぐみ在宅クリニック」を開き、毎年一六〇人前後の患者を看取っている。診療スタッフは常勤医師五名、非常勤医師六名、看護部門の看護師五名と訪問診療サポーターが四名、地域連携室に医療ソーシャルワーカー一名、看護師二名。小澤医師は二〇一五年四月に一般社団法人「エンドオブライフ・ケア協会」も立ち上げ、同志とともに「五年間で一万人」の看取り人材の養成を目ざしている。

初めて小澤医師の訪問診療に私が同行したのは、二〇〇九年の夏だった。クリニックを設立して三年が過ぎ、診療は軌道にのっていた。すでに小澤医師の在宅医療の手法は確立されていた。患者への接し方は現在も基本的には変わっていない。

あの夏の往診現場を思い起こし、めぐみ在宅クリニックが地域の訪問看護ステーションやNPOなどと連携して、どのように看取りの医療を実践してきたか、改めてレポートしておきたい。患者と小澤医師の対話には看取りをめぐる普遍的な問題が凝縮されていた。

†余命四週間の患者との対話

横浜市の北西端、瀬谷区の起伏に富む道路をめぐみ在宅クリニックの診療車が走っていく。八月下旬の太陽が照りつける日、小澤医師は丘の上のマンションへと向かっていた。マンションで妻とともに暮らす森川康之さん（仮名）は、六五歳の男性で胃など消化器系のがんに罹っていた。在宅療養を希望し、二週間前に初めて訪問診療を受けた。今回が二度目の往診であった。

森川さんの食事量から推して「生命予後（生命が維持できるかどうかの予測）」は「四週

間」と小澤医師は考えていた。「週単位」の余命とみていたのだが、マンションへ行く車中で「ちょっと読めない」とポツリと漏らした。早ければ二、三週間、持ちこたえれば一カ月以上寿命は延びるかもしれない。がんの終末期は、患部が肺であれ、胃であれ、どこであろうと食事、歩行、睡眠が難しくなるのは共通している。「腎機能、肝機能は意識しますが、臓器の違いでさほど薬に違いはない」と小澤医師は言う。

診療車がマンションの玄関前に着いた。玄関のドアが開き、ダイニングキッチンに通されると森川さんはテーブルに自筆の療養日誌を広げて待ち構えていた。

小澤医師が椅子に座るや、森川さんは堰を切ったように喋りだした。

「飯は食ってます。嘔吐が収まって、体重が、ほら四二キロから四六キロに一〇日ほどで増えた。胃の痛みは波があるけど、腰から上にきてないから死なない。痛みがとれたら快方に向かうでしょ」

――体重も増え、吐き気もなく、食事がとれている。落ち着いているのが、よく伝わってきました。生活をされていて、気になることはありますか（以下、――は小澤医師）。

「気になること？　先生、この前きて、頭が悪いんで、認知症も始まっているんで、先生、死ぬことしかいわなかったでしょ。んなことないの？　手も握られたし、顔も触られたけど、生きましょうってあんまり聞かなかったよね。静かに死んでいきましょう、みたいな話ばっかりで、あの先生、なんで来たのかな、と思っていたんだよね。それはそれでいいけど、生きるということは、すぐ理屈いうけどね、わたしは、同時進行だと思っている。生きることがあって、あっ死んだ、死にましたじゃなくて、わたしは、いま、がんとずーっときているんだけど、同時に死んで生きていっていること両方。同時進行だよ」

——確かに前回は、病気に対して闘うという話はしませんでした。この病気に対して新しく薬を追加し、がんと闘うための話はしませんでした。ただ初対面でこだわったのは、森川さんの生きてきた「支え」です。森川さんにとっての「支え」が何か、それを知りたかったのです。

「ああ、そう。なるほど」

——だから、一生懸命子どもにバドミントンを教えてきた話や、どんな思いで、いままで生きてこられたのか。森川さんの支えは何か、そこから、これからを生きるヒントが見つかるのではないか、と考えました。単に病気だけを診て、治療をし、というよりは支えを知りたかった。たぶん、どんなにがんばっても、病気を完全に治し、もとの体に戻すのは難しいだろうと思います。だから、病気だけを診て、どこかの病院を紹介して検査を受ける、というのではなく、この家で、この生活を穏やかに送るために森川さんの大事にしている支えをおうかがいしたかった。それが前回、お会いした趣旨です。それで森川さんが山梨の高校を出て、銀行でがんばって働いてきたこと。五〇代半ばで銀行を辞めて、子どものバドミントン指導を熱心に行って、教えた生徒さんが四〇〇人を超えた話などをお聞きしたのです。

「誰も(見舞いには)来ないですけどね。生きてますかって、心配の声だけ。先生、抗がん剤とニコチンを併用したいのでいいですか(と、タバコを取りだす)」

――どうぞ、タバコも支えのひとつでしょ。支えを奪うつもりはありません。

「ああ、どうも。廊下に手すりが付いたんです。業者に頼んでいたやつが。横浜市から許可が下りて、最近、一割負担で付けられました。手すりは大事ですね。安心感あるね。歩いていても。そのくらいかな、生活で変わったのは」

小澤医師は、終末期の患者にステレオタイプな「禁酒」「禁煙」を強いたりはしない。酒やタバコが人生の終盤を穏やかに過ごす「支え」になるのなら嗜めばいい。

――いま、生きるために意識していることはどんなことですか。

「胃の痛みがとれたときに、がんというのは、かなり変わるだろうと思っています。そうではないの？　この吐き気と……。がんは克服できると思っているわけ。先生、この前往診で、車イスになる、手すりがいる、トイレも自分ではできなくなって、この母ちゃんに（と妻を指して）尿瓶をもってこさせるとか、いろんな話が出たでしょ。どんどん落ち込んで、わたし、この机の下に座っているみたいな感じになった。そんなことなかった？　だから、生きようとしたのよ。生きるためにはなんだーっと、整体にも行って。そしたら、整体の先生は、胃の痛みはとれる。とり方があるって」

――はい。整体に行かれて、胃の痛みはとれる、と言われたのですね。

「ここには女の人がふたりいますが（と、実習で同行していた大学医学部五年の女子学生と妻を見て）、お風呂に入ったときにわれわれオチンチンを見ますね。男子は、わかるんだけど、わたしの場合、左側に曲がる。左に向くということは、仙骨のこの並びが違う、ということだよね。バドミントンで右足ステップばっかりしているから、骨盤がこーあがってきて、ここでもって圧迫してくるんですね。で、どうするか、そこの日誌に書いているように、ここを仙骨の隣のところを整体でやられると、ビリーッと痛いんですよ。これを押さえて、平らにしちゃう。仙骨を平らにして、ガーっと。じぶんで寝ていてやるのは難しいので、しょうがないから、叩くんですよ。いっぺんに一〇〇回。そうすると痛みが消えるんですよ。そういうようなことをチマチマしています。この痛みがとれたらかなり快方に、というか、いい方向に向くだろう」

——痛みが消えることがあって、痛みがとれれば快方に向かうと感じておられるのですね。

「ところが、先生とお会いしているのは、がんのためなんですよね……。大好きな女優が二週間くらい前に死んでいった。大原麗子さん。あの人は、脳内出血か何か。残念だよね。わたしは胃がんで死ぬかもしれないし、交通事故で死ぬかもしれないし、天寿をまっとうして死ぬかもしれないけど、いろんな死に方があるだろう。そのなかで、手を組んで仲良くやっていくのは、胃がんかな、と思っている。大原さんは六二歳か。わたしより二つくらい若いんですよ。死に方はいろいろありますね。だから、一生懸命、死のうと思う。一緒に死んでいく。わたしが、死んで、先生が、こうしてご臨終です、一一時八分です、と言ったとき、死ぬってことも終わっちゃうということですね。同時にね。そんなように思っているんですよ。だから、きれーいに死んでいってやろうか、と」

――きれいに死にたい、と?

「死に近づきながら無様に生き続けるんじゃなく、同時に死んでやろうかと思っている。そういうのダメ?」

――いいと思います。応援します。ここには応援をしにきていますから。

「口でいろいろ言っている割に、おれも元気がないんですよ。こんなに人がいるなかで言いにくいんですが、ちょっと裏から、手を回してくんない?」

――一服、盛るってやつですね。

「そうです」

――よく言われます。

「そうでしょ」

――日頃の行いがよければ、いいんですが。

「誰の、わたしの?」

――はい。

「ふっふっふ、このマンションの六階から自殺した人もいるけど、あとの始末が大変です。

お払いしたりね。死に場所を選ばんといかんなぁ、と思ってるんです。一番いいのは、交通事故ですかね。自賠責に入っているから、あの人は（と妻をみて）保険料でヨーロッパ旅行ですかね。それで密葬ですよ。すべてにわたって、先生にご理解いただきたい」

――飛び降りるのは大変。交通事故も亡くなるのは確率的には難しいです。

「だから先生が一番いいかな、と思ってね」

――残念ながら、応援できることとできないことがあります。あと五〇年待ってくれたらできるかもしれません。いまのリクエストは現時点では難しい。五〇年後には、条件が整えば、死に際を、あれこれで選べるかもしれません。五〇年ガマンしませんか。

「ちょっと無理だな。六五で認知症も始まってますよ。五〇年もつわけないよ。もっと早めてくれない」

――難しいです。社会の成熟にかかっています。この仕事をしていて、そのニーズは極めて大きいと感じています。当事者にしかわからない苦しみ。最期は、きれいに死にたいという希望を口にする人は、非常に多いです。この仕事をしていて、よくわかります。

「ほんとに、そう思うのよ」

――家族に迷惑をかけたくない。最期はきれいに死にたい。これは万人の願いではないでしょうか。それに対して、いまの医療はきちんと応えていません。人の命は地球より重たい、として無理やりの延命治療もある。望まないさまざまなことをする。それが必要な場合もあります。森川さんがいま、希望されていることは、理にかなっているな、と思います。ただ、希望には、叶えられることと、叶えられないことがあります。

「そりゃ、こちらがやらんといかん、ということですね」

――森川さんのいまの生き方、食事や胃痛軽減の整体、さまざまなものは応援します。必要でない薬は飲まなくてかまいません。この家で生活していて、痛みや苦しみが出るのを、ただがまんをしなさい、とは言いません、ということです。

「そうなんだよね。痛みがね……」

――苦しいとき、辛いとき、その苦しさや辛さに対応できる準備をこの家でも整えておきましょう。痛みを緩和する薬もあります。

「ええ。わかっています」

†向き合って話せる医者は少ない

胸の詰まるような対話が続いた。森川さんは、死期がちかいことを悟っている。頭では理解しているのだが、心は千々に乱れる。それを外に見せまいと感情を抑えて語っていた。そこが、また哀しく、一語一語がずっしりと重い。

「きれいに死にたい」という願望は、陳腐に聞こえるかもしれないが、魂の叫びのように感じられた。介護で消耗し尽くし、死にたいと訴える妻を殺した夫と、一服盛ってほしいと頼まれて断わる医師との差は紙一重だ。世の中の倫理的基盤はもろく、グラグラ揺れている。そんな多死社会に私たちは生きている。

森川さんは小澤医師に話しかける。

「話は飛びますが、在宅療養ということで、自宅で生活しているけど、問題が起きたら、変更も可能なんですよね。いまは家ですけど」

――選べますよ。もし、家でなくて入院がいいとなれば、選べるようにしたいです。ただ、難しいのは、どの病院を選ぶか、です。どこでも、いいとは思えません。

「先生、推薦はしてくれるんでしょ」

――もちろん。ただし、入院先は簡単には見つかりません。治療方法のある人が、がんセンターなどに入るのは比較的簡単なんです。治療方法がなくなってしまった人が、生活が困難だからという理由で入院するのは、難しいんですよ。

「ああー、そうなんですか」

――なので、病院に入る可能性があるなら、前もって、家で生活が困難になった場合はそちらの「緩和ケア」の病棟でお願いしますよ、と登録をしておいてですね、いざとなれば対応ができるように幾つかオーバーブッキングをしておく。で、家では無理だな、病院に入ろうかな、と思ったら行けるようにしておかないといけません。困ってから、じゃあ、となると森川さんには耐えられないような相部屋や、認知症のお年寄りが騒いで、うるさくてタバコも吸えないようなところに入れられかねません。騒ぐ患者さんのナースコールを引っこ抜くような看護師がいる病院もあるんです。

「そうそう。以前ね、入院した病院では老人ホームから送られてきた患者がしょっちゅうナースコール鳴らしていたもんね。それが一晩中続くんだよ。たまったもんじゃない」

――最も大きな問題は「緩和ケア」ができる医師、看護師が少ないことです。きちんと緩和ケアを提供できる医療者が足りません。入院先については、次回の訪問診療までにいくつかご案内します。横浜市の、この近くで緩和ケア病棟のある病院は、昭和大学横浜市北部病院、横浜市立市民病院、オープンしたばかりの神奈川県立がんセンター……。

「がんセンターは、最低だよ」

――外来と病棟とは違うと思いますが……。

「外来はひどい。医者が製薬会社のセールスマンだな。先生が初めてですよ、こうして向き合って話せたのは。他の医者はコンピューターばっかり。先生は、患者と向き合って、腹を立てながらも笑って聞いてくれるでしょ。すごく、安心感があるのよ。がんセンターは三カ所行ったけど、医者はコンピューターに向かって、べらべら喋りっぱなしだね。患者の話なんか、聞かない、聞かない。薬をダーッと見せられて、三〇種類もの副作用のことを延々と喋られたら、治る病気も治らない。ガクッと落ち込んで帰ってきた。そのくせタバコは吸うなでしょ。まともに話ができたのは先生だけですよ」

――質のいい緩和ケアには紹介状が必要です。急には行けません。たいてい三カ月以上、待ちます。それが現状です。緩和病棟に入るまで、最初は一般病棟に入れられるところもあります。ホスピスでも個室にトイレがないところもありますし……。家ではどうしてもダメで、環境が悪くても入院したいというのであれば準備をしますけどね。

「在宅で、奥さんに頭ごなしにガンガン言われるのも嫌だけどね(笑)。近ごろ体重増えた、吐き気が少ない、食事もとれる、個人的な治療も応援してくれている。いまの状況で入院は必要ないでしょう。手すりもついたし。体重五〇キロを目指します。むくみも消え

「体の声」を大切にしてください。体の声は、あるときは「食べろ」と言い、あるときは「食べるな」と言います。そのとき無理に詰め込むと、悪くすれば生命を縮めます。消化不良のものは吐くし、吸収のいいものなら吐きません。ひと言でいえば体の声を聞くこと。

横手から森川さんの妻が「この人は吐いても詰め込みたいほう。全然、言うこと聞かない。やめたほうがいいと思うけど、詰め込んでしまうんです」と不安を口にする。

「森川さんの生き方は、誰にも止められませんねぇ」と小澤医師が言うと、ふたたび森川さんが応えた。

「整体の先生も止められないって(笑)。でも、元気なうちは整体の指示に従わずに生きてきたけど、痛みが出てから聞くようになりましたよ」

――痛みは、体のメッセージです。素直に聞いたら、森川さんじゃなくなるかもしれない。徹底的に自分流を貫きますか。

「整体の先生と同じこと言ってるな」

――いいですか、森川さん、るかもしれませんね」

――痛いとか、吐くという体の声にどう向き合うか。若いころと病気になったいまでは生き方を変えてもいいのではないでしょうか。若いころは勝つプレーで体の声も無視してがんばった。齢をとったら、もうちょっと楽しむプレー。新しい生き方に……。

「切り替えが難しいわ。切り替えが……。うん、バドミントンでさ、ある程度戦績を収めたやつは、離れていくんだよ。試合からね。プレーのレベルが落ちてくるとね。強かったころの記憶が邪魔するのかな。下手になってずるずるプレーするのを嫌がるんだ」

――森川さん、もう少し、日々を楽しめるように自分をコーチできたらいいですね。奥さんのお世話になりながら、生きる。この家で。森川さんは、トップアスリートですよ。いまもトップレベルにいます。その自分自身をコーチしてはどうでしょう。日ごろの行ないがよくても人は病気になります。因果応報では説明できないことがたくさんあります。

「……そうですね」

「そろそろ診察させてください」と小澤医師が聴診器を耳に当てた。患者と向き合って一時間ちかくが過ぎていた。

妻と二人暮らしの森川さんは、在宅療養で困難が生じたら、病院に入院したいと言っていた。少しばかり偏屈で、偽悪的なところもある森川さんの妻への精いっぱいの「思いやり」でもあった。ひとりで看取らせるのは可哀そうだ、重荷になる、と入院を希望した。しかし治療の手立てがない患者を受け入れる病院は少ない。緩和ケア病棟を備えた病院はベッドが足りず、予約してから数ヵ月も待たされる。

「終の棲家」はどこになるのか……。

丘の上の木立で、往く夏に抗うように蟬が激しく鳴いていた。

それから三ヵ月後、森川さんは逝った。週単位と予想された生命予後は大幅に延び、最期は妻に看取られて、やすらかに旅立った。結局、二度と病院に入ることはなく、人生の終末を在宅で生き切った。穏やかな時間は、病院ではなく、身近なところに流れていた。

†緩和ケアとはなにか

小澤医師は「治らない」病気の患者を支えながら、「緩和ケア」の最前線に立っている。病院が「医療の適用外」と見放した患者を診る。高齢者ばかりではない。二〇代、三〇代の若い患者が「妻子を残して死ねない」「夫と子どものために治してみせる」と悶え苦しむケースも引き受ける。「励ましが通用しない」修羅場にもかかわり、患者の容態が急変すれば駆けつける。そんな自分を「時代錯誤の医者」と笑いながら、激務の合間に本を著し、実習生を受け入れて日本の緩和ケアを先導している。

では、小澤医師が取り組む緩和ケアとはどのようなものなのだろうか。高齢化が進む日本でも緩和医療は重要なテーマとして浮上してきた。が、治療至上主義で「死は敗北」とみなす古い医療観に阻まれ、その認知度は高まっていない。

WHO（世界保健機関）は、緩和ケアを次のように定義づけている。

「生命を脅かす疾患による問題に直面している患者とその家族に対して、痛みやその他身体的問題、心理社会的問題、スピリチュアル（SPIRITUAL）な問題を早期に発見し、的確なアセスメントと対処（治療・処置）を行うことによって苦しみを予防し、和らげることでクオリティ・オブ・ライフ（生活の質）を改善するアプローチ」

緩和ケアは、モルヒネなどの薬剤で身体的痛みを和らげることだけではなく、「スピリチュアルな問題」への対処も含んでいる。これが非常に難しい。スピリチュアルという言葉を、単純に「霊的な・精神的な・宗教的な」といった辞書的な意味でとらえると実態と離れてしまう。WHOはスピリチュアルについても、次のように解説している。

「『スピリチュアル』とは、人間として生きることに関連した経験的一側面であり、身体感覚的な現象を超越して得た体験を表す言葉である。多くの人々にとって、『生きていること』が持つスピリチュアルな側面には宗教的な因子が含まれているが、『スピリチュアル』は『宗教的』とは同じ意味ではない。スピリチュアルな因子は、身体的、心理的、社会的因子を包含した、人間の『生』の全体像を構成する一因子とみることができ、生きている意味や目的についての関心や懸念と関わっている場合が多い」(「ガンの緩和ケアに関する専門委員会報告」一九八三年)

†スピリチュアルな痛みをどう取り除くか

死が迫った人は煩悶する。どうして自分はこんな病気になってしまったのか。自分は何のために生きているのか。なぜ自分だけがこんなに苦しめられるのか。死んだらどうなってしまうのだろう。怖い、もう二度と家族とは会えなくなってしまう。もはや何の希望もない、早く、死んでしまいたい……。そんなスピリチュアルな痛み(ペイン)は、霊的、宗教的といった範疇を超えて、終末期の患者に襲いかかるのである。

緩和ケアに携わる医療者にとって、スピリチュアルペインへのケアは重要なテーマだ。

小澤医師は、京都ノートルダム女子大学教授で、NPO法人「対人援助・スピリチュアルケア研究会」の代表、村田久行氏の講習会に通い、スピリチュアルケアの基本を身につけた。村田教授は、末期がん患者が訴える「生の無意味、無価値、空虚」などのスピリチュアルペインを「自己の存在と意味の消滅から生じる苦痛」と定義づけている。

スピリチュアルペインの構造は、人間の「時間存在（過去、現在、未来の時間性）」「関係存在（他者との関係性）」「自律存在（自らの意思で行動する自由）」の三次元から解明できるという。人間の存在は、時間性、関係性、自律性で支えられている、ともいえる。

それゆえに時間存在である人間は死が近づくと将来を失い、現在に生きる意味を見出せなくなる。死が近づいて他者との関係性を失った人は、孤独、生の無意味といったスピリチュアルペインを感じる。同じく自律性を喪失した患者は、自己決定できなくなった自分と世界が無価値に思えてしまう。

そのようなスピリチュアルペインに対するケアの指針を、村田教授は、次のように示す。

「もし患者自身が援助者との対話から『死をも超えた将来を見いだす』ことができたならば、その将来を目標として生きる新たな現在の意味が回復するにちがいない。ここに時間存在である人間へのスピリチュアルペインの指針が存在する」（「日本ペインクリニック学会誌」一八巻一号、二〇一一年）

さらに「もし患者自身が援助者との対話から『死をも超えた他者を見いだす』ことがで

きたならば、その他者との関係から新たに自己の存在の意味が与えられるであろう」「もし患者が援助者との対話から、感じること／思うこと／言うこと／すること、つまり、知覚、思考、表現、行為の各次元でなおも自己決定できる自由があることを知るならば、自律による価値観と生きる意味を回復できるにちがいない」（前掲）。

村田教授は、患者自身が援助者との「対話」を通して、死をも超えた「将来」や「他者」、はるかな「自己決定の自由」を獲得できれば、死の床にあっても新たな生きる意味や価値を回復できると言う。このようにスピリチュアルケアでは「対話」が要諦だ。

その方法としては、「傾聴と共感」「ともにいること」が重要だと村田教授は説く。

「特に、傾聴はスピリチュアルケアの方法として欠かすことができない。ひとは心から聴いてもらえると、気持ちが落ち着き、考えが整い、生きる力が湧く。（略）傾聴は、ただ聴くだけでは不十分である。援助となる聴き手になるには、何を聴くのか、どのように聴くのか、なぜ聴くのかをよく理解し、そのそれぞれについて研修と訓練を受ける必要がある」（前掲）

訓練の具体的内容は「援助コミュニケーションの原理」と呼ばれる。

「つまり、①サインをメッセージとして受け取る、②メッセージを言語化する、③言語化したメッセージを返す（反復する）ことであり、そこで成立した満足、安心、信頼の関係を基礎にして、④相手の想いを明確化する（問いかけ）技術を習得することである」（前掲）と村田教授は述べている。

†医療者は緩和ケアにいかにモチベーションを保つか

森川さんと小澤医師の「対話」をふり返ると、傾聴者としての小澤医師が①から④のプロセスをたどっていたことがうかがえる。森川さんが打ち明けた「きれいに死にたい」という願望も「生きる望みがない。早く楽になりたい」というスピリチュアルペインに起因していたと考えられる。

小澤医師は、それを「万人の願い」と受けとめながら、希望には添えないけれど、森川さんの生き方を応援する、と明言した。奥さんのお世話になりながら、この家で生きる、そのために自分自身のコーチをしてはどうか、と水を向ける。バドミントン指導でならした森川さんが、そこから新たな生きる意味を見つけたとしても不思議ではない。

もっとも、緩和ケアはスピリチュアルな対応だけで成り立っているわけではない。終末期の患者には、スピリチュアルな痛みだけでなく、病気による「身体的苦痛」、不安や苛立ち、うつといった「精神的苦痛」、さらには仕事や経済的問題、人間関係などによる「社会的苦痛」が加わり、「全人的苦痛」が生じる。苦しみの極致にいる患者と向き合うには、医師や看護師にも相当な「覚悟」が必要だ。

緩和ケアは、病気の治療だけに集中する医療とは立ち位置が違うのである。緩和ケアに関わる医療者には、技術論以前に自身の「動機」や「職業意識」が深く問われる。自分でモチベーションをかきたてていないと瞬く間に燃えつきてしまう。

小澤医師の訪問診療に国立大学医学部五年の女子学生が同行していた。彼女は事前に緩和ケアの実習をしたくて著名な医師たちに手あたり次第にお願いのメールを送ったという。絶望感で孤立している患者さんをサポートしたい、往診に同行させていただきたい、と……。返事がきたのは小澤医師だけだった。迷わず、めぐみ在宅クリニックに実習を申し込んだ。瀬谷駅前のウィークリー・マンションに泊まりながら、二週間、小澤医師の診療に立ち会った。女子医学生は、緩和ケアの現場に臨んだ印象を、こう語った。

「自分がやりたかったのは、これだ、と感じています。でも緩和ケアは難しい。とても難しいです。患者さんの話を傾聴するにしても、いかに自分が何も知らないか、思い知らされました。薬の知識もないし、人生経験も足りない、世のなかのことも知らない、と痛感した。いまは、まず、国家試験に合格して内科医として治せる患者さんをしっかり治したい。いきなり緩和ケアの世界に飛び込むのではなくて、病院でちゃんと治す医療を身につけて、四〇代か五〇代になったら緩和ケアに取り組みたいと思っています」

女子医学生は、緩和ケアの壁の前でしばし立ち止まり、進路を模索していた。

多死社会に突入した日本では、緩和ケアを実践できる人材が圧倒的に不足している。人材難を解消するには医師や看護師の「教育」の見直しが必要だろう。医療者の教育における動機づけが問われている。

小澤医師の人生の歩みに、緩和ケアに対する動機や職業意識を掘り下げる糸口がありそうだ。彼の人生の歩みにふれてみよう。

†人の生命に向き合う仕事

小澤少年が「医者になろう」と決めたのは高校二年の秋だった。その前にどんな仕事についたら「しあわせ」になれるかを考えた。富や名声を得ても、個人的な幸福には限界がある。自分がいることで誰かが喜んでくれたら、もっとしあわせになれる、と思った。最初は海外青年協力隊に入って途上国の支援をすることが頭をよぎった。

ある日、カトリック教会の修道女にして貧しい人びとのために活動するマザー・テレサのドキュメンタリー映像を見た。マザー・テレサがボランティアに語りかける。

「あなたたちは、あなたたちの国の最も貧しい人に仕えてください」

これだ、人の生命にかかわる仕事に就こう、と小澤少年は直感する。

問題は学業だった。進路相談で担任の教師に「志望は？」と問われ、「医学部です」と答えると「理学部か」と返ってきた。「医学部です」「おかしいな。理学部か」「医学部です」と三度くり返す。模試の判定で医学部合格の可能性が五％だったのだから、無理もない。それからガムシャラに勉強し、現役で東京慈恵医科大学に合格した。

医学部四年の内科診断学のプログラムで初めて白衣を着て病棟に出た。その病棟で、とてつもなく緊張した、と小澤医師は回顧する。

「まず、人は必ず、死ぬってことです。どんなにいい人で、どんなに正しい人でも、亡くなる。これはどうしようもない。もう一つは、嘘はつけないという自分自身の実感ですね。医者として誠実でありたい。だから、がんの告知をされていない患者さんに嘘がつけない。もし患者さんに『学生さん、わたし、がんでしょ』と聞かれたら、首を横に振りながら『そうです』と言っちゃいそうでした。がんで治らない人とどう向き合ったらいいんだろうとずい分悩みました」

慈恵医大を卒業すると、山形大学大学院医学研究科に進んだ。大学院での四年間は研究に専念し、心筋梗塞に関する論文で博士号を取った。大学院を卒業後、臨床をしたくて山形県立中央病院の救命救急センターに入る。心筋梗塞で搬送されてきた患者を、外科と内科、麻酔科など総がかりの「チーム医療」で救命する現場を何度も経験した。

「救急救命は率直にすごいと思います。こうやって人を助けることができる、と感動しました。なかには心肺蘇生しても救えない方もいますけど、CCU（冠疾患集中治療室）がなかった時代は心筋梗塞の三分の一、四分の一は死亡すると言われていました。あの当時、山形県立中央病院には年間一〇〇人以上の心筋梗塞の患者さんが来ましたが、亡くなるのは一人か二人。かなり先を行っていた。相当高いクオリティを持っていました」

救急医療のすごさを実体験した小澤医師は、農村医療を経て、横浜市瀬谷区の横浜甦生病院ホスピスに移った。

「治せない患者さんのケアを学びたかったけれど、どこも教えてくれない。だからホスピスで学ぶしかなかったんです」と、転身の理由を述べる。

†救命医療との比較から見えてくるもの

治す医療の最右翼の救急救命と、治らない患者を全人的に支える緩和ケア。両者を比べるのは牽強付会のそしりを受けるかもしれないが、小澤医師の「選択」の意味を探るために、あえて同じテーブルに載せてみよう。そうすると「価値観」の違いが浮かび上がる。

たとえば、救命救急の分野では「トリアージ」が認められている。トリアージとは、大規模災害や航空機・鉄道事故、テロリズムなどで大量の傷病者が発生し、医療のキャパシティが足りないような場合、つまり治療を受けられない患者が確実に出るような状況で、患者の緊急度や重症度に応じて治療の優先順位を決定することだ。識別救急とも呼ぶ。

日本では災害発生直後の救急現場などで、傷病者の体に「赤（重症群）」「黄（中等症群）」「緑（軽症群）」「黒（不処置群）」のタグをつけて選別をしている。最も優先度の高い赤色は、体幹に重大な危険が迫っていて、速やかに（五〜六〇分以内）に救急医療機関で治療を受ければ救命可能な人。二番目の黄色は、すぐに治療しなくても生命に影響はないが、放置しておくと生命の危険がある人。第三番目の緑色は、救護所または近所の医院での救護処置で間に合う人。そして黒色は、体幹や頭部に重大な損傷があり、既に生命反応がなくなりかかっている人、または既に死亡している人とされている。

トリアージは限りある医療資源を有効に使うための緊急処置だが、問題も含んでいる。現場の混乱のなかで正しい判定ができるのか、痛みを強く訴える患者をつい優先し、重傷者を後回しにしないか、さらに「黒」タグをつけられた患者にどう対処するのか……。小澤医師が語る。

「トリアージの考え方は大事だし、否定はしません。でも、黒タグをつけられた人はどんな扱いを受けるのでしょうか。救急救命と緩和ケアを同じ土俵で比較するのは大人気ないですね。なので一本の補助線を引きましょう。『医療とは何か』という補助線を引いてみましょう。そうすると、医療は病気を診断し、治療するだけではないと気づきます。治らなくて苦しむ人が、苦しみのなかにあっても自らを大切な人間だと思えるように援助すること。それもまた医療なのです。そこに緩和ケアの役割があります」

地域とホスピスをつなぐカギ

小澤医師は、横浜甦生病院のホスピスに転じて「地域」へ深く入っていく。どんな地域にも地元のニーズに応じて住民自身がつくったネットワークがある。農家のビニールハウスと高層マンションが混在する典型的なニュータウンの瀬谷にも、地域の介護や看護のネットワークが築かれていた。ネットワークとつながることで小澤医師の活動は拡がる。「NPO法人ワーカーズわくわく」との連携も、そのひとつだった。

「ワーカーズわくわく」は、一九八九年に団塊の世代の「親の介護も差し迫っているし、最期まで地域で穏やかに暮らすにはどうしたらいいだろう」という問題意識から生まれた。生涯学習グループとして始まったワーカーズわくわくは、一九九二年に住民参加型福祉グループを立ち上げ、二〇〇〇年に介護保険基準該当事業所としての訪問介護・通所介護施設を開設。二〇〇七年には小規模多機能型居宅介護施設「わくわくの里」を開所している。二〇〇九年時点でホーム・ヘルパー、介護福祉士、看護師総勢七十数名を擁する介護分野の拠点に成長していた。

ワーカーズわくわくの創設メンバーで、前理事長の中野しずよさん(現・NPO法人市民セクターよこはま理事長)は小澤医師が「瀬谷の母」と慕うケアマネージャーだ。中野さんたちは、貧困のどん底であえぐ独居高齢者にも手を差し伸べていた。日々の活動のなかで、往診を引き受けてくれる、フットワークのいい医師を探し続けた。「患者さんのお金と気持ちと体、三つの負担を考えて手を打つ」と中野さんは言う。

「在宅には、非常に対応が難しい、大変な患者さんがいます。身寄りがなかったり、高齢者二人世帯だったりで、足腰が弱って玄関から外に出るまでに転倒する人。近所の医院にも行けない人。そういう人にも往診してくれる先生を探していたら、横浜甦生病院にいると聞き、小澤先生に会いに行きました。お願いすると、『はい。夜、病院での診療が終わってからでいいですか。昼休みでもいいですか』と返答されました。小澤先生は、初診の患者にもちゃんと名乗って、目を合わせて喋る。偉ぶらないところがいい」

†在宅患者を見捨てない

もともと横浜甦生病院は医師が往診をしない病院だった。小澤医師だけ「時間外」を条件に往診が黙認されていた。「苦しんでいる人を援助したい」と動く小澤医師を、院長も止めようがなかったのだろう。患者のためとはいえ、「組織の論理」からすれば小澤医師は突出した存在だった。一〇年間、ホスピス病棟長を務めた後、唐突に院長から「あなたがいいと思う場所で活動してください」と契約解除を告げられる。

二〇〇六年五月末に通告され、九月末で勤務医としての契約の打ち切りが決まった。内科医で緩和ケアもできるとあれば他の病院から引く手あまたなのだが、小澤医師は瀬谷での開業を選んだ。一緒に働いてきた訪問看護ステーションの仲間とのつながりを断ちたくなかった。何よりも、横浜甦生病院の「時間外」で診ていた在宅患者が二〇人弱いたからだ。別の病院に移れば、この患者たちを見捨てることになる。

一〇月一日以降も変わりなく、継続して往診しようと小澤医師は腹をくくる。たまたま甦生病院の裏手のコンビニが店を閉じた。そこの経営者の両親を小澤医師は看取っていた。それが縁で店舗跡の賃貸の話がまとまる。ふつう勤務医が開業するには物件探しや融資、行政的な手続きなどで一年半はかかるといわれている。

ところが、小澤医師は仲介業者を一切入れず、金融機関や保健所とも直接交渉した。さまざまな申請書類も自分で作成し、わずか四カ月で奇跡的な開院にこぎつけた。コンビニの店舗跡にこだわった理由を、こう語る。

「在宅診療だけだったら、四畳半のアパートでもできるんです。そこを広いコンビニにしたのは大勢の人が集まれるからです。研修医や看護師、ケアマネージャーに介護士、ヘルパー、みんなで緩和ケアを学べます。在宅医療では、医者が患者さんと接する時間はごくわずか。生活をどう支えるかが最大のテーマです。生活の三大要素、食事、睡眠、排泄のケアはとても大切なのです。そこにかかわる看護師や介護、福祉関係者と一緒に緩和ケアを学びたかった。大げさにいえば社会を変えたいからスペースを確保したんです」（その後、「めぐみ在宅クリニック」はコンビニの店舗跡からさらに広い場所に拠点を移した）

†看護師と医者の適切な関係

二〇〇六年秋、めぐみ在宅クリニックが開院した。

在宅医療の現場では、医師をフォローする看護師にも大きな負担がかかる。在宅医師と訪問看護ステーションは運命共同体といえるだろう。患者の容態の変化、生活状況の変化は、真っ先に二四時間対応のステーションに知らされ、医師に伝わる。

「横浜市瀬谷区医師会訪問看護ステーション」の管理者、大嶽明子さんは小澤医師の右腕ともいわれる看護師だ。大嶽看護師は、小澤医師の薬の服用に関する「予測指示」が在宅ケアの安心感を生んでいる、と言う。

ひと口に痛み止めと言っても、使用する段階がある。最近はモルヒネ薬を早期から使う医師が増えたが、小澤医師は、飲み薬や貼り薬、座薬などを痛みの程度によって細かく使い分けている。

予測指示とは、患者やその家族に前もって、どのような状態になればどの薬を服用するかを指示しておくことをいう。薬の処方に自信がなければ予測指示は出せない。なかには患者が激痛を訴えても「自分が行くまで待て」と命じる医師もいる。大嶽看護師は語る。

「小澤先生は、看護師にある程度、薬の使い方を任せてくれます。患者さんが発熱して、お腹が痛い、吐気がする、となって、現場からこの薬を使いたい、と連絡したら、すぐ回答がきます。骨転移したがんなどは痛みが激しいのです。少しでも患者さんを楽にしてあげたい。回答が速いから、対応しやすい。医療や介護にかかわる皆で協力して、精一杯ケアするのが、わたしたちのやり方です」

ただ、医師と看護師、介護士が「皆で協力」しようとすれば、制度の壁にも突き当たる。患者と最も頻繁に接する介護士の医療行為は、法律で禁じられている。介護士ができる介護とは「入浴、排せつ、食事その他の介護」と限定的だ。「痰の吸引」については、二〇一六年一月以降の介護福祉士国家試験の合格者で、養成課程で吸引に関する知識や技能を修得した者には認められるようになったが、なべて医療行為は厳密に制約されている。介護事業所は、介護士が万一事故を起こして免許を剝奪されてはたまらないので尻込みする。真摯な医療機関ほど、そこを工夫し、臨機応変にやらざるをえなくなる。

現場で奮闘する医師自身が言うように、在宅医療の柱は生活支援だ。医療より介護のウェイトが高い。患者側が在宅支援診療所を選ぶポイントも、ここにある。医師が生活支援の発想を持っているかどうかで在宅療養の質は大きく変わる。

じつは在宅医療を標榜する診療所のなかには、訪問診療に「条件」をつけるところが少なくない。たとえば病院から在宅への退院調整が終わり、訪問看護ステーションも決定して介護力があることを条件にする。介護関係の調整ができて、在宅医療の限界もすべて患者側が納得してくれたら、往診をしますよ、という姿勢だ。「御膳立てが整えば診てやろう」である。これは「在宅医療のビギナー。プロの在宅ドクターは介護や生活支援のコーディネートもできて当然」と小澤医師は言う。

†病気を受け入れられない患者

在宅医療の最も過酷な現場は、患者が自らの状況を受け入れないケースだ。医師はたいてい患者に病状を説明する。説明をしてわかる人はわかるが、受け入れられない患者は否認し続ける。もっと生きていたいという願望がまさり、現実を認めようとしない。どんな検査結果を示そうが、「治ります。治ります。治してみせます」の一点張りだ。

医師は状況を説明すればするほど、「生きようとするのを否定する死神だ」と拒絶される。殻を硬くした患者に「二度と来るな！」と小澤医師も塩をまかれたことがある。

大嶽看護師は小澤医師とともに三〇代の乳がんの女性を看取った経験がある。往診を始めたころ、女性は「絶対に治る」と信じ、介護をする母親に当たり散らしていた。「小澤先生なんか大嫌い」と訪問診療を拒む。しかし、いよいよ終末が近づき、母親から「SOSコール」が入る。大嶽看護師が駆けつけると、女性は、見たこともないような穏やかな表情に戻っていた。そして、成人式に着た晴れ着を身につけて黄泉へと旅立った。

「看護師なのに何もできなくて、辛くて、苦しくて……でも、逃げない。そばにいるのが大切だから、一緒にいました」と大嶽看護師はふり返る。

現実を認めようとしない終末期の患者への在宅ケアについて、小澤医師は「待つしかない」と言う。

「説明するだけではダメですね。状況を受け入れるまで待つしかない、これが個人的直感です。どんなに説明しても現実を受け入れないのは『もっと生きたい』からです。だったら、わかりました、と。生きていたいんですね。生きていたい理由は何でしょうか。こういう理由がある、と言ってくれる。子どもが小さい、家族と一緒に過ごしたい……、まだ死ねないんですね、と思いを聴き、できる限り応援しましょう。そうするしかない」

†それぞれの希望した場所での看取り

大嶽看護師が遭遇した終末ケアに、こんなケースがあった。

深々と冷え込む真冬、知人から「朽ち果てそうな木造の一軒家で重篤の男性が独りで暮らしているよ」と連絡が入った。一軒家を訪ねると、電燈は消え、暖房はなく、薄いせんべい布団の上に初老の男性がポツンと座っていた。猛烈な臭いが鼻を突く。臀部から太腿にかけて褥瘡が膿んで、足先は紫色に変わっていた。

「病院に行きましょう」と声をかけると、

「ここで死にたい」と男性はか細い声で言う。

遠方で暮らしていた甥に連絡して来てもらい、もう一度、本人の意思を確認した。

「どうか、この家で逝かせてください。頼むから、このままで」と男性はくり返した。

すでに男性は食事がとれなくなっていた。酸素吸入も拒み、水をスポイトで一滴、二滴、口に含ませるのが限界だった。看取る側も覚悟を決めねばならなかった。

数日後、男性は静かに息を引き取った。

「ほんとうにこれでよかったのだろうか。もっと他に方法はなかったのか」と大嶽看護師は悩んだ。気持ちが落ち着かないまま遺品の整理でタンスを開けると、小さな木の箱が出てきた。中には男性の母親の遺骨が入っていた。ああ、そうだったのか、とようやく腑に落ちた。男性は、身の回りの世話をしてくれたヘルパーにこう言い残していた。

「ぼくが死んだら、母の骨と混ぜて、葬ってください」

男性は死ぬまで母親の遺骨を守り、最期の望みをヘルパーに託して死んだ。

七階建ての団地の一室で、谷村武久さん（八〇歳・仮名）が、妻の喜子さん（六〇歳・仮名）と娘の真紀さん（二四歳・仮名）に介護されていた。肺がんのステージは四。尿管結石も併発しており、尿が出やすいように尿管にステントが入れられている。本人は自身ががんだと知っている。妻の喜子さんは、ふだん介護老人保険施設（老健）で事務の仕事をしているが、ふた月前から介護休暇を取って夫に付き添ってきた。

娘の真紀さんは大学病院の病棟に勤める看護師だ。一日一五〜一六時間は病院にいて、残業をし、終電ぎりぎりで電車に乗って一人暮らしのマンションに帰る。そんな激務を中断し、ようやく介護休暇が取れて父のケアのために実家に戻って来られた。

喜子さんが、ややホッとした表情で語る。

「娘が帰ってきて、パパは急に元気になっちゃった。最近は、好きなお寿司も一個か、二個がせいぜいだったけど、昨日、娘が口に入れると五個も食べました。わたしが薬を飲まそうとしても飲んでくれやしないのに、娘だとハイッて飲むんだから(笑)」

一〇カ月前、武久さんが突然、嘔吐し、救急車を呼んだ。そのまま搬送先の病院に入院すると肺がんが見つかった。すでに他の臓器に転移しており、抗がん剤治療をすれば、高齢で体力が衰えた武久さんには苦痛と消耗を強いる。娘の真紀さんが看護師らしいまなざしを父に送りながら、家族の決断を嚙みしめるように説明する。

「もう少し若くて治療すれば治る状態だったら、抗がん剤で病気と闘うことも必要でしょう。でも、体はやせ細って体力は衰え、免疫力が落ちているところに抗がん剤を打てば他の病気を発症する危険がある、と担当医に説明されました。はたして父は、毎日、病院で息も絶え絶えで苦しみながら、食欲もなくし、生きていたいだろうか、と……。本人とも相談して、それよりは好きな家で、一番いい状態で自然な緩和ケアを、と判断しました。悩んだのは、がんを告知するかどうかですね。最終的に、少しでも余力のあるうちに本人にやりたいことをやってもらいたい。会いたい人に会うとか、伝えたいことを伝えるとか、自分で選んで欲しかったんです。そのためには病気を理解してもらわなくちゃと考えて、医師に告知をお願いしました」

喜子さんは病院への不満を述べる。

「最初、三週間の予定で入院して、主人は尿管を拡げるステント装着の手術を受けました。少々のことでは痛いと言わない主人が、ステントは痛むらしいんですよ。それで痛みを先生に訴えると、『痛いのはしょうがないんだ』とピシャリ。お医者さんは忙しいのでしょうが、もう少し、言いようはないでしょうか。最後の一週間、歩行リハビリをする予定だったのですが、本人がもう病院は絶対に嫌だ、と言うので二週間で退院しました」

半年後、武久さんはステント交換の再手術を受けた。結石が尿管の細いところに詰まっていて手術時間が前回の二倍ぐらいかかった。術後、医師の説明を受けた喜子さんは、怒りがわき上がった。

「手術が手間取って苦労したのかもしれませんが、その医師は『次のステント交換は半年後の一〇月だね。でも、もうする必要がないかもね』と軽い調子で言いました。がんが悪化して……ね。たとえ思っても、その言葉はないだろう、と思いました。わたし、ぐっと喉がつまって何も言い返せませんでした。『この次はないかもね』って。こんな医者がいるのか、と呆れて。四〇代後半の、もうベテランの医師ですよ。ショックと同時に憤りを感じました。人としての本質的な感覚がない」

小澤医師を紹介してくれたのは、処方薬を受け取りに行く薬局だった。事情を話し、往診をしてくれるいい医師はいないだろうか、と相談すると小澤医師とつないでくれた。

武久さんは、自宅で緩和ケアを受けながら、大好きな焼酎に氷を入れてチビチビと飲む。「痛みを少なくして日常生活を送ってもらうことが本人と家族の一番の望みですし、小澤先生は、とてもきめ細かく、薬の調合をしてくださっています」と喜子さん。

真紀さんは、父の介護を通して、大学病院での看護師としての職業意識を内省した。

「父が入った病院の看護師さんと同じように、わたしも病気しか見てなかったな、と反省しました。ただ、病棟は本当に忙しいんですよ。ナースコールばっかりで。看護師は、あと何人いても足りないくらい。緩和ケアの患者さんもいるし、二回のナースコールの一回はがまんしてほしいと、正直、思ってました。ご家族が来られても、話したいけど話せない。一人で十何人も担当しているので、そこに時間を使うと他の患者さんの点滴や処置がおろそかになる。点滴のミスをしたり、自己抜去されたりすると、全部、わたしに責任がかかってきます。リスクマネージャーに怒られて、さんざん怒られて始末書を書かされます。重圧ばっかりで患者さんと向き合っていませんでした」

しかし、いまは「変わった」と言う。

「変わりましたね。自分の親をああいうふうに診てほしくないな、と思いました。どんなに時間がかかっても、たとえ誰かが点滴を自分で抜いても、それが重大な影響のあるものでなければ患者さんのリスクは小さい、仕方ないと割り切って、患者さんと家族に向き合おうと決めました。始末書が嫌だ、怒られたくないという自分の損得、利害とは関係なく、患者さんとご家族に接したい。いま、抱えているジレンマは、病院では他人の親のケアをしているのに自分の親の世話をする時間がないってことです。でも、働かなきゃ、家計は厳しいし……。ジレンマもあるけど、その代わり、患者さんには、たとえ他の人の親であろうがしっかり関わっていかなきゃとすごく感じています。目の前の患者さんをだいじにしたい。仕事とかではなく、うーん、何と言えばいいか。自分の役割ですかね」

真紀さんは看護師になって三年目。父の介護が貴重な「自己変革」の機会を与えてくれている。

†治せなくてもよい医療を

二〇一三年初秋、久しぶりに小澤医師に会った。ゴミ屋敷と化した家で暮らす独居男性の在宅ケアがひと山越えたところだった。夏のゴミ屋敷は腐敗臭が一層ひどくなる。男性は重度の認知症で食べ物はすべて腐っていた。診療の合間に看護師が本人に気づかれないように生ごみを処分して、どうにか猛暑の夏を乗り切った。

往診に赴く公営団地では、行くたびに「不法侵入だ！」と目の前で一一〇番通報され、対応に悩まされた高齢者を見送った。その老人は何度も救急車を呼んで病院に搬送されたが、いざ入院となると嫌がって団地に戻った。団地を支援する訪問看護ステーションから「他にお願いできるお医者さんがいません」と連絡が入り、手を焼きながらも一年半かかわって看取ったのだった。

相変わらず、小澤医師は緩和ケアに没頭していた。厚労省が進める「病院」から「地域」への政策転換、その支柱である「地域包括ケアシステム」について意見を求めると、「このままでは機能しない」と小澤医師は断言した。その理由は、人材育成を含めた「人」への洞察が足りないからだと述べた。

「どんな制度も人が運用しなくては活かせません。その人を育てる視点が欠落している。終末期の医療現場では『患者さんにどう関わっていいかわからない』という声をよく耳にします。元気に食事をしていた人が歩けなくなり、衰弱していく。がんばって、と言えば相手を苦しませることもある。介護職や家族だけでなく、医師や看護師からも、関わり方がわからないと声が届きます。それに対して『顔が見える関係』とか、『寄り添う気持ち』などと抽象的な上から目線の言葉を返しても届かない。どう関わればいいか、具体的に言語化して伝える必要があるのです。そういう作業が政策的に顧みられていません」

緩和医療について、改めて問うと、こう答えが返ってきた。

「緩和ケアは、単なる痛み止めの医療ではありません。看取りの医療でもない。死が迫って、もう自分は何の役にも立たない、何もかも無意味だと苦しんでいる人を、なお、自分がだいじな人間だと思えることを育む。治せなくても、苦しみのなかで、ひとりの人間として生きる思いを支え、育むことが緩和医療の原点です」

在宅診療で、小澤氏が最も重視しているのは「その人の支え」を見抜き、支えを強めることだ。支えは、人によって「自由」であったり、死を超えた「将来」であったり、「愛情」「思い出」「趣味」……と千差万別である。その支えを援助できる可能性を介護者が感じられたら、具体的な言葉も見つかると小澤氏は言い切る。

小澤医師の活動を、現代の「赤ひげ」と讃えるのは簡単だ。しかしそれを人情家の医療と特別視していては、多死社会を乗り切る方策は見つからない。患者が人生の終末においても状況を受け入れつつ、前向きに生き切る「支え」とは何か。死をも超えた「将来」や「他者」、自律性とは何か。小澤医師の活動が投げかけるテーマは普遍的で、重い。

本章の冒頭に紹介したインドのムクティ・バワン（解脱の館）を訪れる終末期の人の平均滞在日数は三日だという。家族とともに館に泊まった終末期の人は、ほぼ三日で亡くなる。そこには医師も看護師も介護士もいないが、とりたてて修羅場が展開されるわけでもない。息を引き取ると、遺体はすぐに茶毘に付され、灰はガンジス川に流される。

死期を悟るとは、どういう状態なのだろうか。

「メメント・モリ（死ぬことを忘れるな）」とムクティ・バワンは語りかけてくる。

第三章

認知症と共に生きる

†地域・家族から見捨てられた人が行き着く先

高齢化の進展に伴い、認知症の人が激増している。症状が悪化すると精神科病院などへの入院が当たり前のように行われる。家族が困ったら病院へ。その病院では「抑制」と称して「身体拘束」や「向精神薬」の過剰投与が日常的に行われている。

こうした精神科への「囲い込み」と一線を画し、診療所での受診とデイケア、グループホームやケアハウスの居住、小規模多機能居宅介護所の細かな対応を組み合せ、二一世紀型のケアを切りひらく医療・介護グループがある。宮城県仙台市に拠点を置く、医療法人社団清山会だ。理事長で精神科医の山崎英樹氏は、「認知症のケアは在宅中心で、まずはデイケアで孤立を防ぐ。医療より介護。何よりも、関わりが大切です」と説く。

そもそも認知症は大脳の病変に起因し、後天的に知能が下がる障害だ。正確には「脳の細胞が壊れることによって直接起こる症状」(厚労省「認知症を理解する」)が集まった症候群であり、病名(疾患名)ではない。大脳皮質後方に病変が広がるアルツハイマー病が進んで、健忘や失語、失行、失認、遂行機能障害などの症状を呈すれば「アルツハイマー型認知症」と呼ばれる。皮質前方に病変が広がるピック萎縮症(前頭側頭葉変性症)が進行し、行動に抑制がきかず、衝動的、短絡的に動く症状が出れば「前頭側頭型認知症」。神経細胞にできる特殊なたんぱく質、レビー小体が大脳皮質や脳幹などにたくさん集まり、神経細胞が壊れて幻視や妄想誤認の症状が高じれば「レビー小体型認知症」。脳血管障害の症状が進行したら「血管性認知症」と言われる。

これら脳の病変や、認知症のタイプによって症状は多様だ。それを認知症の一語で片づけ、「老人呆けは精神障害」（日本老年医学会一九六九年シンポジウム）という古い疾病観に囚われて精神科に囲い込んだら、対応を見誤る。

清山会では外来診療で症候学（患者の訴えや診察所見から総合的に判断するアプローチ）に則った診断をつけ、せん妄や介護拒否という急性の増悪症状があれば介護老人保健施設（老健）に受け入れる。そして落ち着いた人はグループホームに移ってもらい、ふだんの生活に近い環境で症状の安定化を図る。あるいは自宅に戻って、通所や訪問の介護サービスを受けられるようにする。こうした多種多様な「関わり」が清山会の支柱である。

一七年前に木造二階建ての「いずみの杜診療所」（仙台市泉区）から始まった清山会は、いまや施設数四八、職員数約七五〇人の医療・介護複合体に育った。

二〇一六年四月下旬、垢まみれで異臭を放つ八〇代の猛女、長谷川さん（仮名）が警官五、六人に囲まれて、いずみの杜診療所にやってきた。腕は、黄と黒のナイロン綱を撚った「虎ロープ」で縛り上げられている。建設現場で使われる虎ロープが腕に食い込む長谷川さんは、「うぉーっ。うおーっ」と獣のような咆哮を発し、男たちの腕を振りほどこうと、髪を振り乱し、暴れに暴れる。何年も風呂には入っていない。

事前に行政の福祉担当者が電話で山崎医師にこんな相談を寄せていた。

「認知症が進んで、地域でも持て余していたおばあさんなんです。万引きが続いて、どうしようもなくて警察で拘留しました。もうすぐ拘留期限が切れるのですが、ご家族との関係も切れていて、このまま家には帰せません。精神科病院では、ちょっと……、先生のところで診ていただけませんか」

要するに、長谷川さんは拘留を解かれても、行き先がなかったのだ。誰も身柄を引き受けてくれそうになく、精神科病院に送れば「抑制」されるのは目に見えていた。福祉担当者は、最後の望みを託して打診してきた。いずみの杜診療所は、このような症状の激しい、急性期の認知症の人が最後にすがりつく「駆け込み寺」の役目も負っている。

山崎医師は「じゃあ、受診どうぞ」と応えて、長谷川さんを迎え入れた。

百戦錬磨の山崎医師も、一瞬、たじろぐほどの猛烈な興奮状態で長谷川さんは現れた。虎ロープをほどいても興奮は鎮まらない。折あしく、山崎医師は、海外に出かける直前だった。留守中に介護スタッフは対応できるだろうか……。山崎医師は留守中の対応について少々不安になった。実質的な「受け皿」は診療所と棟続きの「介護老人保健施設いずみの杜」であった。

診療所にはデイケア施設も併設されており、道路を隔ててグループホームや小規模のデイホームが集中している。医療と住まい、短期滞在、通所介護や訪問介護などのサービスが利用者の状況に応じて提供できる体制が整う。この関わり方の豊かさと総合的なケアが清山会の強みなのだが、つまるところ現場の介護力がすべての源泉である。

急性期の認知症の人を受け入れるのは、二〇床の老健のスタッフたちだ。山崎医師は「おれがいない間、みんな大丈夫か」と率直に訊ねた。スタッフは「大丈夫です」と、虎ロープの長谷川さんを受け入れた。環境の変化で長谷川さんはパニックに陥り、老健が大混乱に見舞われるのではないかと懸念されたが……。

それから、ひと月が過ぎた。

†居心地のよさが落ち着きを生む

五月下旬の夜、仙台市泉区の「イズミティ21」で「地域ケアよろず懇話会」という大規模な研修会が開かれた。清山会の新人研修を兼ねた催しで、二〇〇人ちかい介護従事者が集まった。山崎医師の講演も予定されていて、席はぎっしりと埋まっていた。

開会まで、あと数分に迫ったとき、入口の大扉の前の人垣がまっぷたつに割れて、「おおーっ」「来たよ、来たよ」と感嘆の声が上がった。

虎ロープで縛られていた長谷川さんが、すっかり様変わりし、すたすた歩いて姿を現したのだ。介護スタッフをお供に、長谷川さんは悠然と歩いて聴講席の中ほどに進み、空いている椅子に腰を下ろした。診療所に来た頃の殺伐とした雰囲気はみじんもなかった。ボリュームのある白髪は短めに揃えられ、やや猫背ではあるけれど、ゆったりとしたシャツとズボンを身に着け、足取りは確かだ。高ぶったようすもない。

この日、長谷川さんを介護した若いスタッフが「タッチングケア」についてスライドを使いながら、発表する予定だった。タッチングケアは、文字どおり、手足や顔、全身をさすり、マッサージをして高齢者の肉体的、精神的な強ばりをほぐすサポートだ。フェイシャルマッサージで顔の筋肉を緩めると、表情がよみがえる。アロマセラピーで芳香に包まれた人は、リラックスする。「おしゃれケア」と題して、男女問わず、メイクをすると、カッコいい自分を取り戻して、いい気分になるという。

老健のスタッフは、何年も風呂に入っていなかった長谷川さんにタッチングケアをし、関わりの糸をつないだ。そのときの写真を研修会のスライドで使ってもいいかと、長谷川さんに確かめると、「わたしもその研修会に出たい」と言い出した。スタッフは、大勢が集まる会場に行くと、長谷川さんが破局反応を起こすのではないかと心配したが、本人は「行きたい」と主張する。長谷川さんが変調を来したら、すぐに老健に戻れる準備をして研修会にやって来たのだった。

研修会が始まった。タッチングケアの報告が続き、山崎医師の講演に移る。「認知症ケアの知好楽」と題した講演は、清山会七五〇名の職員にケアの基本姿勢を示すものだった。

山崎医師は、こう話しかける。

「知る者は好む者に及ばず、好む者は楽しむ者には及ばない（子曰、知之者不如好之者、好之者不如楽之者知）。孔子の言葉です。知識で何かをする人は、好きでする人にはかなわないし、好きでやる人も、楽しんでする人にはかなわない、という意味ですね。確かにそのとおりですが、知識がなく、好きでもないのに楽しくやれるとは限りません。まずは、知る努力をし、そのうち好きになり、気がつけば楽しんでいた。ということが、介護については、あってもいいような気がします」

さらに、言葉を続ける。

「認知症というカラダの不自由をアタマで考え（知）、ココロに感じ（情）、タマシイという壮大な楽観を意思すること（意）が、バランスのとれた認知症のケアのいわば知情意であり、そして知→好→楽に通じるのではないかと思います」

研修会は二時間半に及び、会場から活発に意見が寄せられた。その間も、老健から来た長谷川さんは、じっと話に聞き入り、最後まで動かなかった。彼女は、若い頃、家庭科の先生だったという。学ぶことへの愛着が平静を保たせたのだろうか。研修会が終了し、スタッフと帰っていく長谷川さんの後ろ姿を見送りながら、山崎医師が分析する。

「研修会に出たがっているという話は、僕の耳にも入っていましたが、本当に来ましたね。たぶんアルツハイマー型認知症でしょう。健忘の認知症です。記憶を失っています。僕と接したのも忘れている。拘留されたことも忘れているでしょう。当然、老健に入ったら、家に帰ると言って暴れると思ったのですが、部屋に鍵がないでしょう。意外にずっといるんですよ。ご本人に、これからどういうふうに暮らしたいのって聞いたんです。すると、ここは帰ってもいいのか、いてもいいのかって聞き返された。基本的には自由だよ、と答えたら、うーん、じゃあ考える、と。考えるのも忘れるんですけど、瞬間、瞬間にそう思っているのでしょう。まぁ、縛られて、部屋に閉じ込められて、当たり前の反応を起こしただけなので、薬を少しお出しして、ふつうの環境に戻せば、元に戻りました」

ふと「居心地」という言葉が頭をよぎる。長谷川さんは、近い記憶がどんどん消えていても、そこの居心地がいいか悪いかをしっかり感知しているようだ。居心地のよさが落着きを生む。その居心地を醸しているのは、老健の環境であり、介護スタッフに他ならない。それにしても、何年も入浴していない、暴れまわる猛女にどう接したものか。風呂に入れるだけでも大変だろうに……。

山崎医師の右腕で、グループの総務、人事、企画部門を預かる小林忠・事業支援室統括部長は、入浴について、こう解説する。

「そのおばあさんのケアにタッチしていないので、詳細は知りませんが、たぶん二人ぐらいで風呂の対応をしたんじゃないかな。昔から長い間、風呂に入ってない人はいました。その人たちも、汚いままでいたいわけじゃないんですよ。単に風呂に入るきっかけがなかったり、湯の沸かし方や入り方がわからなかったりで風呂から遠ざかる。準備したら、すっと入る人もいる。戸惑って、混乱する人もいますよ。そうしたら、一緒に風呂入るべ、と自分も服を脱いで入ればいいんです。今でも、それぞれの施設でやっています」

六月下旬、長谷川さんは老健を出て、グループホームに移ると決まった。個性が強く、「買い物に行きたい」「待てない」と職員に命令口調で言うけれど、もうパニックは起こさない。スタッフがかつて教えた生徒に見えるのかもしれない。

清山会という医療・介護グループには高齢者と向き合うケアの水脈が流れている。どのようにして、このグループは生まれ、成長してきたのだろうか。

†「されて嫌なことは他人にもしたくない」

東北大学医学部を卒業した山崎医師は、大学病院や群馬県の「完全開放」の精神科病院として名高い三枚橋病院を経て、一九九四年に国立療養所南花巻病院（現国立病院機構花巻病院）に赴任した。できたばかりの「痴呆性疾患病棟」を担当する。認知症が、まだ痴呆症と呼ばれていた時代である。

いきなり目にしたのは、五〇床の入院患者の四分の一が拘束された光景だった。

「地獄に来たようだ」と、縛られた患者が準夜勤の看護婦に洩らしたひと言が、山崎医師の胸に突き刺さる。拘束を外そうと山崎医師は院内に呼びかけ、看護者も賛同する。赴任から半年後の夜、縛られた人の数が半分に減った。三人の看護者が、何気なく、五人の患者を縛らずに眠らせたのだった。山崎医師は、日記にこうしたためる。

「人は群れをつくると非情になる。弱い人を縛らなかったこの三人は、もしかすると強い人の群れを敵にまわすかも知れない。何のかんのとグヤグヤやかましいことを言ってくる連中がいたら、この三人の、こういう立派な心根を、励ましたり支えたりせねばならぬ。張り子のような医者でも、そういうことなら何とかできるのではあるまいか。縛られずに済んだ五人が五人とも、今夜のうちに転倒して骨を折るかも知れぬ。それでも尚、縛るのを止した人の優しさと強さとを、自分は何よりも多としたい。(略)今日は本当に素晴らしい日なのである。何といっても縛られなかったあの五人が、今もぐっすり眠っている」

(山崎英樹『介護道楽・ケア三昧』)

半年で半減した拘束が、完全に消えるには五年ちかくもかかった。「されて嫌なことは、他人にもしたくない」。それが山崎医師の本音だったのだが、試行錯誤が続いた。

「高いベッドから落ちたら危ないと拘束の言い訳にされていたので、脚を切ってベッドを低くしました。そしたら、事務の人が飛んできて、国有財産を何てことするんだ、と怒られました」と、山崎医師は苦笑いを浮かべる。

その頃、国立病院は冬の燃料費が予算で決まっていて、花巻でも夜の暖房が切られた。トイレに起きた患者は寒くてたまらず、廊下で用を足す。そこが凍ってツルツル滑る。転倒したら危ないと、ベッドに患者が縛られる。何とも本末転倒した拘束理由ではある。夜も暖房をつけよう、と山崎医師は事務方に交渉するが、国家予算を盾にウンと言わない。岩手県厚生局と掛け合っても埒が明かず、厚生省の国立病院の管轄部局に電話を入れる。

「患者さんのためにやってください」と厚生省の言質を取り、夜間暖房を認めさせた。

作業療法士だった小林氏は、南花巻病院で山崎医師と出会った。小林部長がふり返る。

「国立病院は約束事が多かった。重度の認知症の人に治療の一環で二時間のレクリエーションが認められるようになったのですが、病院の敷地内から出てはいけないと決められた。そんなことはおかしい、と厚生省に問い合わせたら、外に出ても問題ない、と言われました。それから入院していたお年寄りを温泉にも連れて行けるようになりました」

†死に追い込む拘束や孤立

山崎医師は、重い認知症の夫婦世帯への往診も行った。その夫婦は、わずかな田畑で生計を立ててきたのだけれど、七三歳の夫は農作業とリウマチで手足も腰も不自由に変形し、気難しくなった。二人の娘の一人は自殺し、もう一人は精神科病院に長く入院していた。一歳下の妻が夫の下の世話もしていたようだが、彼女もついにぼけてしまう。

山崎医師が保健婦とともに夫婦の家に踏み入ると、悪臭がムッと鼻をつき、猫ほどもある図体のドブネズミと目が合った。玄関先に、人糞がいくつも転がっている。頼みの綱だった妻がぼけて生活の歯車が狂ったまま時間だけが堆積していた。

「電気も水道も止められて、夫婦で街を徘徊し、軒先で余り物を乞うようになった。便所の汲み取りも頼まないから、糞尿が廊下に溢れてしまい、褐色の帯になって干からびている。その辺で焚き火をしたり、隣家の庭先で用を足したり、ということもあって、保健所に民生委員から苦情がくるようになった。曰く『精神病院に入れてくれ』」（前掲書）

山崎医師は、気もそぞろに血圧を測り、問診をして夫婦の家を出た。ふり向くと玄関脇の出窓がぎっしりと積まれた石でふさがれている。

「保健婦に聞くと、民生委員がくるのを嫌って、夫が石を積んだのだという。『うろつかれては迷惑だ』『病院に入れ』といって家から引き離そうとする民生委員を、この石垣で追い返そうとしたらしい。それを聞いた途端、私はうろたえた。幾重もの石の凸凹に、リウマチで変形した痛々しい指が食い込んで見える。(略)何とか在宅で支えられぬものかと、石垣を見つめながら私は祈った」(前掲書)

結局、夫婦は南花巻病院の痴呆病棟を経て特別養護老人ホームに入所し、妻が先立った。施設に入った夫婦は、「個性のない、ありきたりの痴呆性老人」に変わった。山崎医師は、民生委員や保健師、医師のネットワークがこの夫婦に「デスメーキング」を仕掛けたのではないか、と自らに問う。

デスメーキングとは、ノーマライゼーションの提唱者、W・ヴォルフェンスベルガーが示した考え方で「直接的にせよ間接的にせよ、個人やグループの死をもたらしたり、早めたりするすべての活動、あるいは活動の形態」を指す。援助の仕方次第で自立できた人たちを、医療、介護、福祉の関係者、あるいは親族の思惑で施設に入れ、死に追い込んでいる、とヴォルフェンスベルガーは問題提起している。

施設での拘束や、地域での孤立を放置することは、デスメーキングに荷担することだと若き精神科医は自省の念に駆られた。あれから二〇年以上が過ぎたいまも、時々、荒れはてた家に診療に出向くことがあると言う。

「よく、ゴミ屋敷と言われますけど、そういうなかには認知症のケースが多いと思います。そこで暮らす人を、精神病院に入れて薬をたくさん飲ませたら、デスメーキングを起こしているのでしょうね。あのご夫婦は、ふつうの認知症のお年寄りでした。いまなら、精神保健福祉士を先がけに初期集中支援のチームがお宅に入り、信頼関係を築いて、訪問介護サービスを送り込める。生活環境を整えて、通所ケアですね。孤立の解消が重要です。あるいは小規模多機能居宅介護所が関われば、通いも訪問も、短期宿泊も一体的にできるから、もしかしたら在宅を続けられたかもしれない、と思うんですよ」

†身体拘束の現実

山崎医師がぶつかった「身体拘束」の壁は、じつは現在も強固にそびえている。在宅医療の後ろ盾であるはずの病院や介護施設で拘束は日々行われている。

高齢女性が鼻腔にチューブを入れられたまま腕をベッドの柵にくくりつけられる。ベッドからの転落防止を理由に男性の胴体が帯で固定される。車イスからずり落ちたり、立ち上がったりしないようY字型抑制帯をはめられた人が、頭を垂れてじっと床を見つめる。「点滴や栄養チューブを抜くと危険だから」と、ミトンと呼ばれる、指をひとつにまとめた手袋をつけられた人もいる。

先進国ニッポンの姿だ。

厚労省は、向精神薬を過剰に服用させておとなしくさせること、暴れるからと部屋に入れて鍵をかけることなども「身体拘束の具体例」にあげ、合わせて一一種類の拘束行為を原則的に禁じる。介護保険は身体拘束の廃止を前提とした施設に適用されるとし、「身体拘束ゼロへの手引き」を発行してこれを戒める。

ところが、病院や介護施設では「抑制」という名の拘束が堂々とまかり通る。全日本病院協会の調査では「回答があった約六八〇の病院・介護施設の六割超」が「身体拘束を行う」と答えている（二〇一六年六月二八日共同通信）。一般病棟の九四％、老人保健施設の四七％、特別養護老人ホームの三三％で拘束が行われていた。九割以上の病院で拘束が日常化しているのである。

身体拘束は、究極の支配行為であり、拷問、虐待である。身動きできなくなった高齢者は、身体機能が低下し、寝たきりになる恐れがある。車イスに縛られた人は歩けなくなり、ベッドにくくりつけられた高齢者は肺炎や腸閉塞の危険が生じる。最低限の自由を奪われ、人間の尊厳を冒された人は活力を失い、ときには死期が早まる。

それなのに病院や介護施設は「生命の保護」を理由に高齢者を縛る。

じつは、抜け道がある。厚労省は、拘束を原則禁止しながら「緊急やむを得ない場合」に該当する三要件をすべて満たせば介護施設等で縛ってもよいと例外を認めているのだ。三要件とは、①切迫性：利用者本人または他の利用者の生命または身体が危険にさらされる可能性が著しく高い場合、②非代替性：身体拘束以外に代替する介護方法がないこと、③一時性：身体拘束は一時的なものであること。ただし、「緊急やむを得ない場合」の判断は、担当の職員やチームではなく、施設全体で下さなければならない。拘束の内容や目的、時間、期間などを高齢者本人や家族に対して十分に説明し、理解を求める必要がある。介護保険サービスの提供者には、身体拘束に関する記録の作成も義務付けられている。

だが、現実にはほとんどの病院で「緊急やむを得ない場合」が常態化し、「そこにヒモやベルトがあるから縛る」行為が続いている。

ある老健に勤めていたケアマネージャーは「医療、介護者の仲間意識が元凶」と言う。「施設長の医師と女親分のような看護師長が、拘束を先導していました。若い看護師は、医師や上司に指示されたら、ノーと言えません。なかには、ゴメンね、ゴメンねと謝りながら縛っている人もいました。本当は縛りたくない。でも、自分だけ縛らず、夜間にお年寄りがベッドから落ちる事故が起きたら申しわけない、と縛ってしまうのです」

拘束の有無は、その病院や介護施設のリーダーの資質に左右される。

†認知症だから縛ってよいのか

二〇一五年三月、東京都北区は、区内の医療法人社団岩江クリニックが運営する制度外老人ホームで入居者の一部への身体拘束が「高齢者虐待防止法」「障害者虐待防止法」に基づく虐待に当たると認定し、「改善計画書」の提出を求めた。少なくとも二〇人以上がベルトで体を長い間縛られ、自由な行動を制限されていた。東京都は改善勧告で、「……『切迫性』『非代替性』『一時性』の三つの要件を満たしているか慎重に検討することなく、主治医からの指示であるという理由により、介護支援専門員が身体拘束を前提とした居宅サービス計画を作成している事実が東京都の監査において認められた」と断じた。

これに対し、岩江クリニック側は、「身体拘束を行うのは入居者の身体や生命を保護するためである」「拘束は医師の判断のもとで行っている」と抗弁し、改善要求は受け入れられないと表明。並行して改善計画書を北区に提出したが、北区はこのままでは虐待が続くと判断し、受理しなかった。その後、二〇一六年一月に改善計画書は受理され、北区の現地調査で身体拘束の解消が認められたという。

医師のなかには、パターナリズムで拘束を正当化するメンタリティが根強く残っている。在宅医療を支えるはずの病院や介護施設で、当然のように拘束が行われる。

そして、縛られる高齢者の多くが「認知症」を発症している。「認知症なので、わけもわからず管を抜き、体を掻き毟り、暴れて騒ぐ。介護の人手が足りないのだから縛っても仕方ない」。そんな決めつけ、先入観が高い拘束率の背後にどっかと居すわっている。

†認知症の人とともに生きる社会

認知症は、本当に、拘束しなくては対応できない病気なのだろうか。厚労省の調査では、二〇一二年時点で六五歳以上の高齢者の一五％、約四六二万人が認知症と推計されている。その数は二〇二五年には七〇〇万人を突破する。八五歳を過ぎると有病率は四〇％を超える。もはや、いつ、誰が発症しても不思議ではなくなった。高齢化の進展とともに増える認知症の人を、日本の医療や介護の現場はいつまで縛り続けるのか。

脳の病変で認知症を発症しても、本人の「感情」は死なない、と直感的に思う。もしも自分が認知症を発症し、記憶や言葉を失ったら、苛立って周囲に当たり散らすかもしれない。だからと言って、縛られれば混乱し、余計に暴れたくなるだろう。そうしたら向精神薬を飲まされて意識を鈍麻させられても仕方ないというのか。

超高齢社会は「認知症の人」との共生が試される社会でもある。認知症の人は、現実世界をどうとらえ、何を感じ、何を思っているのだろう。認知症の人とどう向き合えばいいのか。裏を返せば、もしも自分が認知症になったら、どう他人に接してほしいのか。

精神科医療の最前線に立つ山崎医師の葛藤は続いた。

†日本的な「宅老所」の存在

国立南花巻病院に五年間勤務した山崎医師は、病院ではできなかった認知症ケアを実現しようと、開業を決意した。精神科医の専門性を生かしながら、ノーマライゼーションを志向する事業像を探った。先行している認知症専門病院や、医療、介護施設を精力的に視察した。最終的にたどり着いたのは、「宅老所」であった。

一九八〇年代、一般の民家で高齢者を受け入れ、必要に応じて「通い」や「泊まり」、「自宅への支援」を行うところから宅老所は始まった。老人病院で看護助手を務めた女性や、元介護職員、看護師たちが「見るに見かねて」開いた例が多い。お年寄りが施設に受け入れられず、あるいは施設になじめず、地域で放置される。病院や老人ホームに入ったのはいいけれど縛られ、薬漬けにされる。そんな状況を見るに見かねて、志を持つ人たちが宅老所を設けたのだった。

自然発生的に現れた宅老所は、家庭的な雰囲気のなかで、利用者ひとり一人の生活リズムに合わせて柔軟なケアをしていた。ボランティアなので、昼は宅老所、夜はスナックに変わるところさえあった。福祉や介護はややもすると北欧を模範として語られがちだが、のちのグループホームや小規模多機能居宅介護所の原型は宅老所に見られる。日本的な「お茶のみ」の延長上の宅老所は、横文字の制度論に慣れた私たちに「懐かしい刺激」を与えてくれる。

山崎医師は、日常生活に根ざした宅老所を訪ねて「負けた」と感じた。

「塩釜市の宅老所にうかがったとき、僕は、お年寄りと一緒にソファに座っているうちにぐっすり寝てしまいました。あちこち訪ねたけど一番、居心地が良かった。で、そろそろデイサービスのお年寄りが帰るから、先生も帰って、と起こされて（笑）。医者の目で見ると、そこにいるお年寄りは、ふだん病棟で接している人たちと病状はほとんど変わりませんでした。病院で一生懸命背伸びして、悪戦苦闘している難題が、ちょっとした発想、文化の違いというか、環境が変わるだけでいとも簡単にクリアされている。こっちが眉間にしわ寄せて地面を睨んでね、必死で草こいで進もうとしていたら、空の上を渡り鳥がスーッと飛んでいく。そんな感じだな（笑）。これは負けた、と思いましたね。ただ、宅老所は専門性は薄かったので、医療や介護の専門的な責任はしっかり持ったうえで、これをモデルにしようと考えました」

†小規模の事業所による利点

一九九九年、仙台市泉区松森の畑のまん中に、木造二階建ての「いずみの杜診療所」はデイケア施設とともに開設された。清山会の船出である。二十数名の職員のうち、医療や介護の経験者は半分に満たなかった。山崎医師は、職員に認知症という病気のイロハを説き、「関わり」の大切さを強調しながら早朝から深夜まで理想のケアを求めて働いた。

翌年、宮城野区に「みやぎの杜診療所」とデイケア施設をオープン。二〇〇一年には、いずみの杜診療所の裏手にグループホームを設け、医療と居住、通所介護、訪問介護、短期宿泊など総合的に対応できる道を開く。事業は順風満帆に進んでいるかに見えた。

経営的試練は案外早く訪れた。清山会は山崎医師と理学療法士のS氏の共同経営でスタートしたのだが、将来像について話し合った結果、S氏は離れることとなった。医療とケアに専念していた山崎医師は、創業三年にして、経営の矢面に立つ。事業所の増加に伴い、職員数は一〇〇人程度に増えていた。理事長の重責が双肩にのしかかる。

南花巻病院時代から一緒に歩んできた小林部長は、当時の山崎医師の変化を、こう語る。

「あの頃は怖かったですね。清山会を何とかしよう、集まった職員の生活を守らなきゃと山崎先生は必死でした。その思いはいまも強い。共同経営の頃はお医者さん、難局を経験して理事長に変わった。一般の職員は温厚で優しい理事長だと思っていますが、幹部職員には経営者として厳しいこともズバズバ言うようになりました」

そして、山崎理事長は、独特の経営手法を編み出す。本拠を大規模化してトップに置くピラミッド型のチェーン組織ではなく、小規模な事業所を「土地勘のある」仙台市を中心に分散して増やす選択をしたのだ。いわゆる「分社型経営」なのだが、気がつけばそうなっていた。

利益率を上げたければ事業所の規模は大きいほうがいい。たとえば他の事業者は一〇〇床以上の有料老人ホームをつくりたがる。が、清山会は二〇床程度のグループホームやケアハウス、デイケア施設を精力的に立ち上げた。確かに規模が小さければ利用者ひとり一人に目が届き、ケアの質を保てる。理由は、それだけではない。「職員の経済的安定」と「事業の継承」も小規模のほうが実現しやすいと山崎医師は説く。

「お年寄りのことだけ考えて診療所とデイケアを始めたのですが、新人が大勢入ってきて、あれっ？　と思った。この子たちは近い将来結婚して、家庭を持ち、ローンも組まなきゃいけない。職員の経済的な安定は不可欠だと気づきました。そのためには事業の継続は大前提。仮に診療所を大きくして病院にすれば、一時的には雇用も増やせる。でも、もしも僕に何かあって、経営者が代われば多くの職員が入れ替わる。逆に小さな事業所を次々に増やしたほうが、ポストも増えて職員はキャリアアップできる。リスクも分散できて、権限を現場に移せばマネジメント面でも人が育って自立できる。誰かが倒れたらみんなが倒れるのではなく、それぞれが成り立っていれば、長く、続けられると考えました」

清山会は企画部門を中心に用地確保の情報を集め、仙台市の公募事業などに応募して着実に事業所を増やした。二〇一六年七月現在で職員数は約七五〇人に至っている。

職員のモチベーションの維持にも工夫を凝らす。毎月、それぞれの職場から表彰者の候補が推薦される。役職者が職員の仕事ぶりを見て、清山会の理念や社風に通じると判断したら、推薦文を添えてリストに載せる。そのなかから「清山会ＭＶＰ」が選ばれ、金一封と旅行券が理事長から手渡される。どんなに忙しくても、山崎医師はＭＶＰの表彰式には出席している。

†認知症の人にも残っている感情

いずみの杜診療所から北へ車で三〇分、宮城県富谷町の通称「いちい村」の建物には、小規模多機能型居宅介護所とケアハウス、介護支援事業所が集まっている。デイケアで手作業をする女性の横で、男性がエアロバイクを漕いでいた。男性はバイクに飽きると廊下をゆっくりと歩き出す。散歩をしている気分なのだろうか。その先は軽費老人ホーム「ケアハウスいちいの風」につながっている。施設長の亀澤加代さんは「デイケアの人も、こっちで暮らす人も行ったり来たり。家族同然ですよ」とほほ笑む。

ケアハウスの入居者は二〇人。要介護度三以上は二人で、介護レベルとしては軽度の要介護度一、要支援の入居者がほとんどだ。利用料は年収によって異なるが、年収一五〇万円以下だと要介護度五でも月一〇万円弱で賄えるように設定されている。「職員は一一人で、当直の負担も老健に比べれば軽いです」と亀澤施設長は言う。自立度の高い高齢者がケアハウスで生活している。

一方、老健は重度の人を受け入れる。

いずみの杜診療所と棟続きの老健の二階、水上さん（仮名）が定位置のソファに寝そべって水飴のようなものを口元に垂らして飲んでいた。五〇代前半でピック萎縮症による「前頭側頭型認知症」を発症し、脱抑制や常同行動が激しくなった。「情」「意」といった人格に変化が起き、行動の抑制が効かない。ときどき「ウワッハァー」と大声を発し、ズボンをおろして下腹部をいじることもある。ソファに座るときはドンと尻もちをつく。ソファは、グラつく脚が切り取られてかなり低くなった。水上さんは二ヵ所の精神科病院に入院したが、対応できないと追い出され、数年前に老健にやってきた。

「こんにちは」と挨拶しても返事はない。失語のようだ。驚くほど澄んだ目で、こちらをギロリと見る。病院では拘束や向精神薬の過剰投与もされたようだ。

この水上さんが外出中の写真を見せられて、「ええっ？」と私は声を上げそうになった。穏やかで、うっとりとした表情の水上さんが湯船につかっている。

「松島の温泉です。お風呂がとても好きなんです。お湯に入るまでは大きな声も出しますが、いったんつかるとなかなか出ません（笑）。自分では上がろうとしないので、タイミングを見て職員が声を掛けて、一緒に上がるんです」と若い男性スタッフは言う。

水上さんは、仙台市の冬のイベント「光のページェント」にも出かけている。ライトアップされたけやき通りをバックに介護者と一緒に写真を撮った。その写真で水上さんは、車イスに座って満面に笑みを浮かべ、両手でVサインをしているではないか。ソファで寝そべる男性とは同一人物に見えない。人間の「感情」の奥深さがひりひりと伝わってきて、思わず、目頭が熱くなる。

「介護の人たちに、僕は、いっぱい教えられました。人格変化が起きれば共感性が乏しくなる、と以前は思っていたけれど、全然違う。温泉や街に行った水上さんの姿を見ると、彼にも感情はある。それは快、不快という原始的な感情かもしれないけれど、確実に残っています」と山崎医師は言う。

†その人なりの「不自由」を言葉にする

週に三回、山崎医師は、いずみの杜診療所で外来診療をしている。白衣は着ない。来診した本人の話を、丁寧に聞く。症候学の視点から、その人の知覚する世界が他の人の知覚世界とどうズレているのかを把握していく。対話を補う形で家族にも話してもらうが、あくまでも本人の了解を取ってからだ。家族構成や生活履歴を聞いているうちに失語や記憶障害の有無がつかめる。重要なのは、その人の人となりの全体像をつかめるかどうかだ。長いやりとりの間に、本人の表情やしぐさ、言葉から雲が晴れるようにハッと人物像が浮かぶ瞬間があるという。そうすると本人の「不自由さ」が理解できてくる。

「そこから先は、医者にできることはあまりなくて、仲人役になればいい。介護サービスに限らず、自助グループや家族会も含め、本人のニーズに応じて、適切なタイミングで、適切な場所を紹介する。ケースワーカーや相談員と似たような仕事に見えるけれど、本人の不自由さや制約を症候学的につかんでいる分、医師がその気になればうまくケースワークできます。失語が強い方に自助グループで話を、といった対応は避けられます。家族の意見ではなく、本人に合う選択肢を提示できる。専門家支配にならないよう気をつけて、本人が選べる選択肢を示すことが大切でしょう」

ただ、認知症の人は、自らの病気に気がつかない「病態失認」の傾向が強いといわれる。自分の病気を把握していない人に、いわゆるインフォームド・コンセント（説明と納得）は成り立つのだろうか。

「その人に記憶障害の自覚はなくても、生活の不自由はありますよね。そこで、火の始末が心配になってきたね、買い物が不便だね、冷蔵庫のなかが臭うようになってきたんじゃないの、と生活面で本人との共通言語を見つけて方向性を一致させていく。認知症を持ち出す必要はなくて、現実的困難を共有すればいいのです」

なるほど、必ずしも医学的な理屈や背景を説明する必要はない、ということだ。

「たとえば運転免許の問題がありますね。周りは認知症なら免許を更新させたくない。でも、本人は運転したい。そこで空間失認（空間の配置を正しく理解できない症状）だから危ないよ、と言っても通じにくい。だけど、向き合って指で形をつくって、真似てください、と言うと本人はできなくてビックリします。その瞬間をとらえて、齢をとると空間の認知が苦手になる、足が震えるのと同じだよ、と言えば、たいてい免許は諦めます。ただし、記憶障害で家に帰ると忘れてしまうので、空間失認のため運転は控えたほうがいい、と診断書に記して僕の名前とご本人の署名をして渡す。そうすればうまくいきます」

認知症の人の不自由さへの洞察力が、ケアの鍵を握っている。

†グループホームでの看取り

関わりを大切にするケアも、やがてそれぞれの終末がやってくる。清山会の軽費老人ホーム「ケアハウスいちいの風」では、東日本大震災で被災し、仙台に移ってきた高齢女性を看取っている。宮城県女川町で被災した女性は、仙台の娘の家に身を寄せた。一年間は娘家族と暮らしたが、女川へ帰る望みが断たれ、「いちいの風」に入居した。

入って間もなく、「ここで暮らすんだなぁ」と女性が洩らしたひと言が施設長の亀澤加代さんの耳奥に残っている。最初は元気だったが、徐々に弱った。亀澤さんが回想する。

「ここで最期を迎えたいとはっきりは言いませんでしたが、離れたくなさそうでした。住み慣れた場所がいい、と。訪問診療の先生にも入っていただきました。入居者は二〇名ですが、周りも看取ることが薄々わかってきたようです。亡くなる一週間前から、家族も泊まり込んでくれて、調子がよければ足を洗ってあげたり、他の利用者さんも声をかけたりしてくれました。穏やかな最期でしたね。ここから出棺したんです」

ケアハウスに残った高齢者たちは、同じ入居者の死に動揺しなかっただろうか。

「みなさん、ショックというか、一時期、落ち込みましたね。そのあたり、こちらも迷う部分がありますが、ここは最期までしっかり見守れるところですよ、一人で不安なままではなく、スタッフが一緒にいますよ、ということを知っていただきたかったんです」

山崎医師が、グループホームで看取ったケースでは、ホールに人が溢れたという。夜中に職員が二〇人、三〇人と集まってきて、旅立とうとしているおじいさんを囲んだ。なかには清山会をとっくに辞めた元職員もいた。山崎医師が人をかき分けてベッドに近づき、脈をとって「ご臨終です」と告げると、一斉にわ――っと泣き声が上がった。

「最後の最後まで関わりを絶たず、できれば看取りたい。ICUに送って治る可能性のある方はそうすればいいけれど、そうでなければずっと関わり続けたほうがいい。水上さんがここで年齢を重ねて、いつの日か『亡くなるかもしれないよ』というメールが職員間に流れたら、きっと大勢が集まりますよ。彼は超人気者なんです。亡くなるとしたら、五〇人ぐらい集まるんじゃないですか。何と言うか、振り回された人が多いほど、なぜか、介護者からの人気は高いんですよ。やっぱり、我（自我）が強いからですかね」

介護の世界は、奥が深い。清山会の介護者は、一方的にサービスを提供するのではなく、介護される人と場を共有し、「あなたとわたし」の関係性のなかに何かを見つけようとしている。それが成長の原動力だ。彼らの知→好→楽のベクトルは、らせん状に伸びている。

†認知症の在宅医療

清山会は、認知症ケアにおいて、診療所から急性期対応の老健、デイケア施設、グループホームまで揃え、組織内で「地域包括ケア」を構築している。このような体制が整えられたのはリーダーの山崎医師と職員の尽力によるものだが、首都圏で同様の取り組みを探しても見当たらない。仙台という絶妙のスケールが生んだものかもしれない。

首都圏では「もの忘れ外来」「認知症外来」を標榜する診療所、病院は多いが、認知症の生活上の不自由さに深く関わってくれる医療機関は少ない。

そうした状況で、認知症専門の訪問診療を精力的に行うクリニックがある。東京都品川区の「こだまクリニック」だ。院長の木之下徹医師は、二〇一二年六月に取材した当時、専門医として、毎月約一五〇名の「認知症の人」への訪問診療に取り組んでいた。数少ない認知症専門の在宅医療実践者だ。

ここで、木之下医師と本多智子看護師の往診に同行して垣間見た、認知症の在宅医療の風景を素描しておこう。

目黒区の戸建住宅、七〇代の母親を、三〇代の一人娘と七〇代の父親が介護していた。三年前、両親は関西から娘が暮らす現住地に引っ越してきた。それを境に母親のアルツハイマー型認知症が一気に進む。近い記憶を失うから、引っ越してきた家がどこだかわからない。小柄でおとなしかった母は、パニック状態で大声を上げ、見知らぬ家に監禁されたと思ったのか、玄関扉に瓶を手当たり次第に投げつけた。徘徊をして警察に保護される。

家族が木之下医師に往診を頼んで、もうすぐ一年が過ぎようとしていた。

「手を伸ばして楽にしてください。一三八の七三、すごくいいね」と本多看護師が血圧を測って声をかけると、母親は「はい」と笑う。表情は柔和で、返事はしっかりしており、鬼の形相で暴れる姿は想像もつかない。

アルツハイマー型認知症は、知恵や「情」「意」を司る前頭葉機能が比較的保たれるので、滑らかに話し、周囲への気配りもでき、健忘や失語を補って、もっともらしく「取り繕う」ことがあるという。オーストラリア政府の元上級行政官で、四六歳にしてアルツハイマー型認知症と診断されたクリスティーン・ボーデンは、自著『私は誰になっていくの？――アルツハイマー病者からみた世界』で「取り繕い」について、こう記す。

「私は〝取り繕い〟作戦がとてもうまい。笑ったり、ジョークを言ってみたり、ばかなことを言わないようにゆっくり話すし、質問は避ける。文章が意図と違ってしまいそうなときは、うまくごまかしてしまう。一緒にいる間の、その短い時間は精一杯努めているので、私が病気だとはわからないだろうと思う」

本人は周囲が病気を理解してくれないことが辛くて仕方ないのだが、認知症の烙印を押されたくないので、その場を取り繕ってしまう。このアンビバレントな葛藤をアルツハイマー病の人たちは抱え込んでいる。

目黒区の往診先で母親の脳のMRIを眺めていた木之下医師は、きっぱりと言った。

「標準脳。ふつうの人の脳の形です。記憶に関わる海馬のところが、ちょっと薄くなってるけど、それ以外はきれいだねぇ」

「だんだん会話も通じにくくなりましたが、お母さん、いろんなことがわかっているみたいなんです。顔つきに出ます」と娘が応える。

「便秘はどう?」

「朝、珈琲を飲ませたりして、お通じは良くなりました。今日はこんなの出てるね、と毎日、報告し合ってます。便を、つかんでもってきちゃうから、トイレで確認しています」

「リスパダール(非定型抗精神病薬)や抑肝散(漢方薬)は使ってないよね」

「はい。あのまま薬を飲ませていたら、あんなふうに起きて生活できていなかったでしょうし……」

「あなたがいいときも悪いときも受け入れると腹をくくって、お母さん落ち着いたね」

と、木之下医師は娘を励ました。

「僕の仕事のほとんどが余分な薬を抜くこと」と木之下医師は言う。精神の薬は総称して向精神薬と呼ばれ、そのなかに抗精神病薬が含まれる。神経遮断薬とも呼ばれ、人をおとなしくさせ、意欲をそぎ落す傾向がみられる。木之下医師が語る。

「認知症の人が暴言とか暴力と呼ばれる世界に入ると、一緒に暮らす家族の要望が診療の中心になりがちで、人を静かにさせる薬が好まれます。それがないと生活ができない認知症の人には僕も出しますが、『施設のスタッフに暴言を吐いた』とか『他人に迷惑をかける』といった理由で、短絡的に処方されるのは、あまりに可哀そうです」

そもそも薬は何のために飲むのだろう。高血圧の薬なら服用後に血圧を測って効果が確かめられる。体調が良くなれば本人も自覚できる。しかし認知症の薬が処方される場合、ほとんどの医師は本人を蚊帳の外に置いている。

「たとえ認知症の薬であっても『飲みたい、貼りたい』という意思が尊重される社会になればいいな、と思います。明日はわが身ですので」と木之下医師。ただ、簡単に薬に頼らない分、覚悟も求められる。木之下医師は、認知症の人に怒鳴られ続け、診療できなかったこともある。殴りかかられて、メガネが吹っ飛んだ経験もしている。

落ち着いて受診した母親と、介護する娘、父親と別れ、往診車は先を急ぐ。

†「中核症状」というレッテル

古い木造家屋の一室で、八〇代の男性が猫とベッドに横たわっていた。遠方で暮らす子どもはめったに顔を出さない。ホームヘルパーが待っていた。男性は、かなり重症だった。

「熱は三九度まで下がりました」とヘルパーが報告する。木之下医師が男性の耳元に顔を近づけて名前を呼ぶと、「ううっ」とマスクの下からくぐもった声が聞こえた。

「抗生物質が効いて状態はいいですね。でも、肺炎かもしれない。完治はしていないな」

「まだお医者さん(救急医)を呼ぶ段階ではない、と本人が言うので……」とヘルパー。

「そのとおり」と木之下医師は応えた。

認知症の男性は大腸がんにも罹っており、ずっと下血していた。輸血が必要なくらいの貧血状態で肺炎を併発している。部屋を出て、木之下医師が悔しそうに言う。

「病院でがんの手術をしたら、あの人は立って生活ができますよ。だけど認知症だと、それが許されない。治療しない。なぜか。病院に入院させたら誰かとケンカをする、暴れると言って、手術を嫌がる。反抗的な人は手術をしない。病院は病院の都合のいい患者しか手術しないのです」

アルツハイマー病は、脳が委縮し、大脳皮質にベータアミロイドというたんぱく質が沈着、神経細胞が変化して脳が壊れる病気だとされている。しかし生きている人の脳は直接調べられないので、それらしさでアルツハイマー型認知症と称される。

アルツハイマー型認知症の場合、遅延再生能力の低下、つまり「いま言ったことを覚られない」状態を「中核症状」とみなす医師が多い。そして暴言や暴力、徘徊などは「周辺症状」と呼び、薬で抑え込もうとする。こうしたステレオタイプな症状の切り分けに木之下医師は異論を唱える。

「ものを覚えられないから、何度も同じことを言います。それを中核症状と決めつける医師がいます。でも、ちょっと待ってほしい。誰かが『今日はいい天気ですね』とくり返すとしましょう。人は人と会って沈黙したままでは雰囲気を悪くするから、いい天気ですね、と声をかけます。他人への『配慮』です。たまたま記憶力が低下した人は、いい天気ですね、と言ったのを忘れるから、しばらくするとまたいい天気ですね、と言うでしょう。これって中核症状でしょうか。配慮の結果ではありませんか。何度でも配慮をするのです。中核症状のレッテルを貼る前に、記憶できないとわかっているがゆえの本人の苦しみを理解して、まわりに伝え、橋渡しするのが認知症医療の第一歩だと思います」

暴言や徘徊、暴力をケアの起点にするのは「誤り」だと木之下医師は指摘する。

「そうした現象はケアの結果と考えたほうがいい。簡単に徘徊、あてもなくさまよい歩くと言いますが、その人の意図を汲めば散歩。あるいは不安で探し物をしているのかもしれません。視点をどこに置くかが問題です」

†知覚世界のズレを調整する医者

往診の最中、木之下医師は認知症の人に語りかけ、表情を読み取る。当事者と医師がダブって見える瞬間が何度もあった。認知症の人の波動に合わせ、その知覚世界をつかみとっている。だから診断を下し、薬を断てるのだろう。同行の本多看護師は「どんと構えていて、その人の自発的な力を引き出す力を木之下先生は持っています」と分析する。

その日、八件目の往診先で木之下医師は「どうしますか」と家族に決断を迫った。

認知症の妻を夫が介護していた。妻は腸のがんも患っている。夫は、本人と子どもたちを交えた話合いの結果を、木之下医師に告げた。

「手術をしてほしい。息子も、娘も、血を分けた母親に助かってほしいと願っています」

「採血データはいいです。大変なことは起こらないと思う。術後、ご主人が大変かな」

「大丈夫、大丈夫です」

「人工肛門付けなくていいんでしょ」と木之下医師。

「はい。病院は、そう言っています」

「何かあったら、いつでも電話をください」

木之下医師の助言で、家族は手術を受ける覚悟を決めた。帰途、木之下医師がうめくようにつぶやいた。

「外科医がふつうに手術すりゃいいんだ」

認知症の人を「手のかかる患者」ととらえる病院は、手術後、トラブルを避けようと、その人をベッドに縛りつける。ここでもまた拘束だ。人間にとって縛られるストレスは想像を絶する。半狂乱になるかもしれない。そうなれば、薬が使われる……。認知症の人と対面するには、寛容さと知覚世界のズレを洞察するセンスが求められる。

往診の終了後、木之下医師にいくつかの質問を投げかけた。

――訪問先で何人ものご家族が「本人はぜんぶわかっている」と言うのが印象的でした。発症しても別世界に入るのではなく、日常生活の延長上に認知症の世界はあるのですね。

「重度のアルツハイマー型認知症の人が『親切とお世話には涙が出る。でも、その涙の出る場所が違う』と言いました。親切にはうれし涙が出ますが、お世話されることには情けなくて、悔し涙が出るというのです。上手い表現でしょ。たとえ記憶力は低下しても、知的能力も感情も十分備わっています。大勢の認知症の人と接して、そう感じます。

それどころか、創造性を発揮する人さえいます。ある女性はがんでしたが、民間病院で認知症と高齢、家族の援助がないのを理由に手術も放射線治療も断られました。大学病院でも同じ。後見人の介護者は本人にどう伝えればいいか悩みに悩んでいました。

すると女性は雰囲気で悟ったのか、突然、『もう病院にこなくていいね』と言って、帰宅しました。コップ一杯のビールの晩酌を始めて、好きなレース編みに没頭します。わざわざ太い毛糸を用意して、不器用な介護者にも教えてくれました。晩酌や編み物をしながら、彼女は人生を回顧しました。七人きょうだいの長女に生まれ、若くして母を失くし、会社を転々として独身のまま妹、弟を育てた苦労を語った。介護者が『お世話』をするのではなく、『あなたとわたし』の関係で親身に接したから、そんな空間が生まれたのです。半年後、彼女は亡くなります。達観して、自分のやり方で人生の幕を閉じました。

大多数の人が、将来、自分も認知症になると予想しています。もしそうなったら、どうしてほしいですか。子ども扱いされず、騙されたり、脅かされたり、怒られたりせず、ふつうに人として接してほしいと思うでしょう」

――訪問先では驚くことばかりでした。なかでも「薬」に関する世間の決めつけと現実のギャップにはびっくりしました。入院中に睡眠剤の服用を習慣づけられて自宅で寝たきりだった男性が、薬を減らし、立って歩く、ふつうの生活に戻っていた……。

「人をおとなしくさせ、意欲をそぎ落とす薬は、ロボトミー手術の伝統が生み落しました。最近は家族を喜ばせる医療が流行っているので、人を静かにさせ、眠らせる薬が好まれます。飲み続けると急速に人格が引き剝がされていきます。

認知症の薬は、誰が何のために飲むのかを明確にしなくてはなりません。目的も効果もボカしたまま、当人が飲むのを嫌がるから貼り薬にしようなどというのは騙し討ちのような気がします。そのうえ病院に行っても医者は家族と話すばかりで、認知症の人を相手にしない。奥さんと医師が喋ってばかりで、まったく声をかけられなかった認知症の男性は、家に帰ってパソコンに向かい、ブログにこう書きました。『私は、真夏の幽霊のようだった』。いるのにいない、存在がぼんやりしていた、とふり返るのです。これだけ言葉を紡げる人を、認知症の烙印を押して無視していいはずがないでしょう」

——日本は世界一の長寿の国です。一方で、では人生をどう「生き切る」か、「しあわせ」とは何かが問われています。認知症の医療、介護の現場は、そのような問いをストレートに投げかけてきますね。

「認知症は不治の病とはいえ、ケアする側と当たり前に接し、互いに働きかけ、いい影響を与えあえれば、多少の浮き沈みはあるけれど、その人らしさを保ったまま徐々に人生の終幕へと向かっていけます。ステレオタイプの決めつけからは、お互いさまの関わりは見えてきません。生活が困難な状態を、どう背負うか。こっちが背負えば、認知症の人もわかって知的作業を分担してくれます。料理が好きな認知症の人なら、全部つくるのは難しくても、野菜を切ることだけでも任せればいきいきする。それが創造性にもつながります。多くの人は、自分が認知症を発症してやってほしいことと、現実に病院や介護施設で行われていることの違いに気づいて、ハッとします。

たとえば行政は、公害対策、がん対策と同じように認知症対策と平気で言います。何か変だと思いませんか。公害もがんも『悪』です。だから対策を立てて撲滅をめざす。では認知症も悪なのですか。長生きしたら、多くの人がそうなる状態が、悪なのでしょうか。

ある製薬会社が認知症のCMをテレビで流しました。かわいい認知症の人をイメージしたCMでしたが、その会社の社員は母親に『わたしが認知症になって、あんたの世話になるくらいなら死ぬから大丈夫』と言われたそうです。母親は一方的なイメージの押付けに傷つき、反発したのです。認知症を理由に医療を受けられない人が大勢います。認知症なので暴れたら困ると手術や放射線治療を断られます。糖尿病の血糖コントロールも見送られています」

——認知症の人に矛盾が押しつけられるのは、個々の現場の背景にある、私たちの文化の問題なのかもしれません。

「思いと現実のギャップは、認知症の人を『異形の人』『向こう側の人』とみなす文化に根ざしています。あちらとこちらに切り分けて、人を鋳型に入れる。効率や生産性ばかり重視する社会は、排除の論理で動く。しかし、それでは社会を維持してはいけません。僕の目標は、認知症があろうがなかろうが、等しく医療を受けられるようにすること。そのために、多くの人に『明日はわが身』の視点で、認知症を理解してほしいのです」

†家族だけに押し付けてはいけない

二〇一五年一二月上旬、東京都千代田区のビルの一室で、「認知症の人と家族の会　東京支部」の「つどい」が開かれた。認知症の人を抱えた家族たちが、互いの胸のうちをさらけだし、介護の相談や情報交換を行っていた。

「一人だけじゃない」「仲間がいる」と毎回、人が集まってくる。

この日、中川恵子さん（七〇代・仮名）の話に参加者は聞き入った。恵子さんは八〇代の認知症の夫と暮らしている。症状は初期段階で、本人は「おれは健常だ。勝手にぼけ老人にするな」と怒り狂い、とうとう住んでいる自治体の福祉課に直談判して要介護認定を取り消させた。

だが、物忘れがひどく、妄想気味で、いらいらが募ると恵子さんを激しく責め立て、暴力を振るう。寒暖の差が感知できず、夏でも羽毛のベストを着ている。食欲は旺盛で、食べても、食べても「腹がすいた」と訴える。外出は五〇メートル先のコンビニに行くのも自転車だ。転びはしないかと心配すると「うるさい」とまた怒鳴り散らされる。恵子さんは涙ながらに苦悩を吐露した。

「毎朝、このまま起きてこないで、と願っています。頭が狂いそう。いつ首を絞めようか、死んでくれたらと……。先が見えません。いつまで続くのでしょうか」

最近悩まされているのは、夫の金使いの荒さだ。将棋仲間に誘われると、夜中の一一時、一二時まで酒を飲み歩く。酔って自転車で帰ってくるのを待っていると胸が締め付けられる。酒好きとはいえ、お金の減り方が尋常ではないのだ。将棋仲間のひとりに「夫は認知症で高血圧だから、誘わないで。もし飲んでいる途中で倒れたら、あなたが責任もって病院に運んでくれるんですかッ」と詰め寄ったが、のれんに腕押しだった。

「ひょっとして騙されてお金を払わされているんじゃないかな、と思うんです。誘う友だちにハッキリ言おうかとも考えたけど、それを主人が聞いたら『よけいなことを言うな』とまた責め立てられます。今後のお金の管理が心配なんです」

参加者たちは、深刻な告白を受けて意見を出し合った。基本的に金融機関は認知症でも本人と確認できれば預金を引き出すのを止められない。地域に密着した信用金庫などでは、予め認知症の本人が下ろしにきてもお金を渡さないよう家族が頼んでおくケースもある。判断能力が不十分な人が悪徳商法にひっかかったり、騙されたりして高額出費をさせられるのを防ぐには、成年後見人制度を利用する手がある、と……。

しかし病態失認で認知症ではないと言い張る夫を恵子さんが説得するのは容易ではない。夫妻を孤立させず、一刻も早く、専門的な医療、介護とつながなくてはならない。

認知症ケアの理想と現実の隔たりは大きい。関わりの大切さが叫ばれる今日、身近な

「地域」のウエイトがますます重くなってきた。厚労省が推奨する「地域包括ケアシステム」の成否が、超高齢社会の命運を握っている。

第四章

誰のための地域包括ケアなのか

在宅医療の現場から視野を少し広げてみよう。在宅医療は、介護と一体であり、行政のバックアップが欠かせない。病状が悪化すれば大きな病院に患者を送ることも求められる。「かかりつけ医」のいる診療所や急性期病院、訪問看護ステーション、介護施設、地域NPO、自治体などのネットワークがひとり一人の患者と家族を包み込む。そういう環境が整っていることが、安心して在宅医療を受けられる前提となる。

厚労省は、このネットワークを「地域包括ケアシステム」と称し、盛んに推奨してきた。住民が重度の要介護状態になっても「住み慣れた地域で自分らしい暮らしを人生の最後まで続けることができるよう、住まい・医療・介護・予防・生活支援が一体的に提供される」地域包括ケアを構築しなさい、と自治体に呼びかける。市町村に「地域包括支援センター」を設け、保健師、社会福祉士、主任ケアマネージャーたちが住民の介護相談を受ける体制が敷かれた。全国約一七〇〇の自治体で、似たようなしくみが志向されている。

が、ひと口に「地域」といっても千差万別だ。地域包括ケアの地域とは、中学校区の約一万人規模を基本単位としているが、ネットワークの形は多種多様である。

†大都市向けのシステムが地方に

一九七〇年代に日本で初めて「地域包括ケア」を唱えた山口昇医師は、広島県尾道市の「公立みつぎ総合病院」を中核に老人保健施設やリハビリセンター、介護施設をつないで実践を積み重ねた。一方、地域包括ケアで評判の高い埼玉県和光市では、保健師やケアマネージャー、医師、理学療法士に成年後見人、管理薬剤師など多くの職種で構成する「コミュニティケア会議」が重要な役割をはたしている。福岡県大牟田市では「認知症になっても安心して暮らせる市民協働」を合言葉に、認知症コーディネーターが見守りや情報共有を担っている。

このようにそれぞれの地域特性やリーダーシップによって形は変わってくる。

厚労省の地域包括ケアの発想は、もともと「大都市圏」向けだった。それを全国展開したために画一的なシステムは実態にそぐわなくなった。元厚労省老健局長の宮島俊彦氏は、退官間もない二〇一二年九月、札幌市での講演で、次のように語っている。

「そもそも『地域包括ケア』は、今後高齢者が急激に増える大都市圏を想定したものである。当然、『三〇分以内で駆けつけられる……』が成り立つ。私のイメージはヨーロッパの城塞都市だ。城壁に囲まれた中に住み、そこから農地に通う。効率が良いと福祉は充実するのだ。十勝のように分散した家を一軒一軒訪問してサービスを提供していたら、無駄が生じるのは当たり前。過疎地では、高齢者は可能な限り町の中心部に移り住んでいただく。サービス付き高齢者住宅はそのモデルだ。特養・老健など介護施設を核に、住宅や介護サービス事業所を集約させ福祉ゾーンを形成する」(二木立『安倍政権の医療・社会保障改革』勁草書房)

さて、あなたの周りの地域包括ケアのネットワークは、どのように張りめぐらされているだろうか。ネットワークの中心は病院? それとも診療所? あるいは介護施設? 三〇分以内に医療や介護のサービスが届く範囲に医療機関や介護施設はあるだろうか。地域包括支援センターは介護相談の窓口として機能しているだろうか。

いざというときに備えて、身の周りの地域包括ケアのしくみを確かめておいていただきたい。くり返すが、地域といってもさまざまだ。地方の医療、介護を手がかりに地域包括ケアを取り巻く時代の趨勢、大都市圏にのしかかる「二〇二五年問題」へと言及したい。

小さな診療所の物語から始めよう。

†住民による住民のための医療法人

江戸後期、任侠で鳴らした国定忠治こと長岡忠次郎が磔《はりつけ》に処せられた関所跡を過ぎ、草津街道を西へしばらく進むと、世にもまれな診療所が立っている。

群馬県吾妻郡東吾妻町「坂上地区」、ここで暮らす住民が自ら資金を出し合い、医師や看護師、介護スタッフを雇って運営する「医療法人坂上健友会・大戸診療所」である。

医療法人は星の数ほどあるけれど「住民立」といえるのは大戸診療所ぐらいだろう。

大戸診療所は、一九九四年、坂上地区で生活していた約四〇〇〇人の「ふつうの人」が「友の会」を結成し、お金を持ち寄って、創設された。その昔、忠治は天保の飢饉で村に米を配り、沼の浚渫も差配した。村人も、それに応えてよく働いたという。上州には自主自立の気概が根づいているようだ。

大戸診療所では開設以来、雨の日も風の日も、患者の送迎を続けてきた。五つの集落が散在する坂上地区は、とにかく広い。面積は一〇〇平方キロメートルで、東京の練馬区の二倍以上だ。そこに自動車の運転ができない高齢者がポツンポツンと暮らしており、バス便は少ない。患者の足の確保は診療所の存立にかかわるテーマなのだ。

山間部の過疎地とあって、医師はなかなか常駐してくれない。苦労を重ねて、診療所は発想を転換した。無理に医師を常駐させるのではなく、日替わりで内科、外科、精神科……とそれぞれ通いの医師に診療を託し、「一週間通したら総合病院」というシフトを敷く。急病やケガの救急対応には限界があるので、近隣の原町赤十字病院などと連携して緊急事態に備えている。

地域と結びついた大戸診療所は、住民が齢を重ねるにつれてしぜんに介護分野にも乗り出した。介護保険が施行された二〇〇〇年に通所リハビリ施設「デイケアおおど」、二〇〇四年には「訪問介護ステーションおおど」、二〇一一年に「デイサービスセンターおおど」を併設。二〇一五年には診療所の要請で、近所に「坂上薬局」が開設される。これがどこにでもある調剤薬局だと思ったら大間違い。薬の提供だけでなく、「買い物難民」を解消するために食品や調味料、洗剤といった日用雑貨も扱う。

もともと薬は院内で処方していたのだが、医薬分業の流れも強まり、切り離しを考えていた。大戸診療所の生みの親、坂上健友会常務理事の今野義雄氏が安中市の調剤薬局に相談し、地元出身の薬剤師がUターンしてオープンにこぎつけた。今野氏は、こう述べる。

「街道筋の商店が後継者難などで次々と廃業しましてね、住民は離れた市街地まで買い物に行ってました。年々、不便になるので何とかしたかった。みなさん、診察を受けて薬を取りに行くついでに身の回りの物も買えるようになって、喜ばれています」

さらには、近隣の温泉地や吾妻渓谷へ向かう観光客用の無料休憩スペースを薬局内に設け、地元の米や野菜、特産物を販売することも考えている。

†地域を支える柱が火の車に

いまや大戸診療所は、医療や介護だけでなく、生活支援から産業振興まで手がける地域の支柱に成長した。地域包括ケアの大黒柱といえるだろう。その取り組みは数多くのメディアで紹介され、今野氏は保健医療分野で優れた活動をしている人を讃える「若月賞」を受賞した。大戸診療所には他の自治体や医療、介護関係者の視察がひきも切らない。

ところが、である。内情は「火の車」なのだ。とても地域包括ケアの大黒柱と胸を張れるような状態ではない。経営悪化の要因は、二〇一五年春の介護報酬の引き下げだった。介護報酬が下がった結果、診療所の介護施設の年間収入は四〇〇万円も落ち込み、看護師と介護士の増員を断念せざるをえなかった。通所のリハビリ治療を担当する理学療法士に欠員が生じたのに再採用ができず、「デイケアおおど」は休業したままだ。

国が、一つ覚えで地域包括ケアを唱えている間に、介護報酬の引き下げで地域医療が潰されようとしている。坂上地区は、この二十数年で人口が二九〇〇人を割り、六五歳以上が四二％に達した。かつて医療八割、介護二割だった大戸診療所の収入比率は、医療四割、介護六割に逆転した。医療単体では赤字のところを、介護で辛うじてカバーしている。その収入源が介護報酬の引き下げで干上がり、存亡の危機に瀕している。

今野氏は、現状について率直に語る。

「政府は、病院から地域へ、施設から在宅へ、と言って、財源不足を理由に『自助自立の介護』の必要性も説きます。しかし、高齢化が進んだ地域では老々介護が当たり前。高齢者が住み慣れた地域で暮らすには、介護の絶対的なマンパワーが足りません。介護報酬を引き上げなければ人材は枯渇しますよ」

比喩的にいえば、坂上地区という地域全体が大きな介護施設で、そこに診療所がある。住民の自宅は個室で、道路という廊下を通って車で送迎される。そんなイメージだ。住民と診療所は一体となって、地域という癒しの大空間を築いてきた。

診療所長の高柳孝行医師は「職員が地元の人なので患者さんとのつながりが深い。それぞれの家庭事情も知っているので、診療はやりやすい。自分の体が続く限り、診療を続けたい」と言う。診療所から群馬大学医学部附属病院を紹介されて、ギラン・バレー症候群という運動神経系の難病と診断された高齢の女性は、こう語る。

「原因不明の足首の腫れと痛みで立てなくなりました。群大病院に入院して治療した後、診療所に週に二回のリハビリに通いました。二年間、リハビリに通い続けて、やっと歩けるようになったんです。体重も三四キロまで落ちたけど、四二キロに戻った。診療所は、命の綱です。今野さんには本当に感謝しています。彼は、毎日、四〇キロも離れた街から自動車で通って来て、地域のために働いてくれる。『長寿園』の存続運動から数えたら、もう三〇年以上、ここの医療を守り続けてくれています」

長寿園とは、太平洋戦争が始まる前、現在の診療所から数キロ離れた山懐に建てられた国立結核療養所のことだ。大戸診療所の創設は長寿園の存続運動を抜きには語れない。政府の国立医療機関廃止政策に住民と今野氏は七年間も立ち向かった。激しい闘争は「住民立」の診療所を生みだす命がけの助走でもあった。

「大戸診療所は、志をともにした地元の仲間たちの財産です。何があってもつぶすわけにはいきません」と今野氏は言い切る。ひと口に地域包括ケアと言うけれど、地域には数字では表せない物語と、人の営みが木の葉のように降り積り、それぞれ地盤をつくっている。「住民立」の診療所ができるまでの前史をたどってみよう。地域を知る手がかりになるはずだ。そのうえで、団塊世代の高齢化による「二〇二五年問題」が重圧をかける首都圏の医療、介護が直面している問題へと筆を進めたい。

†行政改革の統廃合で診療所がなくなる？

今野氏が全日本国立医療労働組合群馬地区協役員として、初めて坂上地区に足を踏み入れたのは一九七八年だった。真っ先に目に飛び込んできたのは「豪雪」のすごさだった。雪が降って何時間経っても、玄関や庭先に足跡がひとつもない家が何軒もあって、驚いた。住人はどうやって暮らしているのだろう。国道まで歩いて出て、バスを使わなければ地域唯一の病院、長寿園にも来られない。国道に出るまで四〇分かかる家もあった。

「あれを見た瞬間、同じ日本国民で健康保険証を持っていながら、医療を受けたいのに受けられない、何とかしなくちゃいけない、と思った。その気持ちがずーっと続いています」と今野氏。長寿園が建設されたのは一九三九年だった。

当時、結核療養所は、迷惑施設と嫌われ、群馬県各地で「まっぴらごめん」と建設反対運動が続き、計画が頓挫した末に「無医地区」の坂上に話が持ち込まれる。群馬県知事が坂上に来て、「一般患者の診療も受けつけるから」と村人を口説き、長寿園は建てられた。

太平洋戦争が終わり、医療技術の革新で結核患者が減ると、入院ベッドの八割を地元の高齢者が占めるようになる。長寿園は「お迎えを待つ」ために無くてはならない病院に変わった。事情が一変したのは、一九八四年四月。行政改革を掲げる中曽根康弘首相が「建物の老朽化、赤字、遠距離」を理由に国立医療機関の統廃合の第一号に長寿園を選んだ。中曽根首相は、自身の選挙区にある長寿園に白羽の矢を立てることで「まず隗《かい》より始めよ」とパフォーマンスを演じているようだった。

厚生省（現厚労省）は、西群馬病院（現国立病院機構渋川医療センター）に長寿園を統合すると発表した。しかし、代わりに坂上地区に新設するという診療所や特養のプランはあやふやだった。今野氏は、地元の顔役で自民党町会議員の高太《たかふとし》（故人）氏を訪ねた。

†粘り強い交渉の果てに

高町議は中曽根首相の宿敵、福田赳夫元首相の派閥に属していた。以下、『長寿園存続運動七年の記録』や関係者の証言をもとに運動の場面を再現しておこう。

「長寿園の存続運動にご協力を賜わりたい」と今野氏が申し出ると、高町議は真正面から斬りつけるように言った。

「おまえら、いままで何をやってきたんだ。公務員の身分にあぐらをかいて、ましな医療をやってこなかったから、こんなことになったんだ」

急所をズバリと突かれた。この人は手ごわい、ただ話が通じれば味方になってくれる、と今野氏は直感した。絶対に住民と一緒に運動をしよう、と高町議のもとへ通いつめる。高町議は腰を上げ、存続運動の住民代表に就いた。それから高町議を先頭に住民有志はバスを連ね、何と三〇回ちかく霞が関の厚生省へ陳情に通う。

「あ、また長寿園の連中が、ムシロ旗を立ててやってきた」と厚生官僚は眉をひそめた。

一九八六年三月、高町議は、今井勇厚生大臣に直談判した。その場面を、次のように記している。

「(住民が)聞いてもらいたい話を切り出すや『ハイ次ぎ』と言って、無視した大臣の態度に、私は前後の見境もなく食いつきました。言葉はよく覚えていませんが、大臣が激怒、顔面蒼白となり、立ち上がり、部下に支えられて退席しました」。今井大臣はとりなされて交渉の席に戻るのだが、高町議は一歩も退くまいと粘る。

そんな緊迫した交渉が続くさなか、参議院の予算委員会で長寿園問題の答弁に立った中曽根首相は、「(長寿園は)ちょっと近代性がないんですね。それで吾妻町の坂上という山の中の奥山の中にあるんです」と舌を滑らせた。

見下された住民は怒りに震える。高町議は、仲間の自民党員を集めて高崎市の中曽根事務所に乗り込んだ。そして「自民党脱党届」を叩きつけたのであった。高町議もまた胸奥に「義」を抱える熱い人だった。統合期限から三年、四年と長寿園は存続した。

焦った厚生省は膠着状態に決着をつけようと、一九九〇年三月末日をもって長寿園の入院患者一八名全員を強制的に西群馬病院へ移すと発表した。長寿園の敷地には立ち入り禁止の杭が打たれ、私服警官の一団が状況を検分する。強制移送の当日に機動隊一〇〇〇人を動員する段取りが整えられた。住民たちは移送車輌の前に寝て、患者の搬送を止めようと話し合った。一触即発の緊張は高まり、土壇場での交渉が始まった。

九〇年三月二九日、住民、全医労、患者同盟と厚労省幹部が向きあう。

「国民の命を守る厚生省が、息も絶え絶えの患者をベッドから引き剝がして一時間以上かかる西群馬病院へ運ぶのか。患者を殺す気か」と住民側が迫る。じりじりと時間が過ぎた。

三〇日未明、厚労省側が、……折れた。

「移送を三ヵ月延期し、円満に行いたい」

「地域医療を守る立場から、地元から医療機関・施設等の相談があれば厚生省として最大限の努力をする」と約束したのだった。

労働組合運動が先細っていくなかで「蟻がライオンを食い殺した」と関係者は長寿園の

存続運動を自賛した。もしも厚労省が患者移送を強行していたら、メディアの集中砲火を浴びていただろう。

†「ふつうの人」による診療所

長い闘いが終わった。労組と住民をつないだ今野氏の胸に空っ風が吹き抜ける。結局、患者移送は延びたけれど長寿園は無くなった。

「あんたたちは、他へ転勤できるから、いいよな。おれらはここから離れられねぇ」

住民のひと言が胸に突き刺さる。意を決した。よしっ、逃げない、診療所をつくってやろう、と今野氏は奮い立った。

土地を買って建物を造り、医師とスタッフをそろえて診療所を立ち上げるには一億三〇〇〇万円の資金が必要だった。運営主体の医療法人も新設しなくてはならない。今野氏は長寿園の存続運動に関わった住民や関係者に法人の社員になってくれるよう呼びかけた。一〇〇万円、二〇〇万円と「ふつうの人」がお金を持ち寄る。

長年、国立病院に栄養士として勤めていた独身女性は「持って行くところがないから」と二〇〇〇万円をポンと寄付した。一口一万円で「友の会」を結成すると一五〇〇万円が集まった。合計六五〇〇万円の「身銭」が積み重なった。

それを基金として金融機関から借り入れる。一九九四年、医療法人設立の申請を群馬県に提出した。一般の住民による医療法人の創設は前代未聞である。医師以外の申請を都道府県が認めたケースは過去に見当たらない。群馬県は、しかし、医療法人設立の許可を下ろした。

ここで、厚労省が住民に約束した「最大限の努力」が払われた、と推察される。国の強い意向が働かなくては、県レベルで過去に例のない判断は下せないものだ。かくして「志をともにした地元の仲間たちの財産」大戸診療所がスタートしたのである。

以来、少子高齢化、人口減少の荒波に揉まれながら、大戸診療所は地域を守ってきた。毎年、八月下旬には坂上小学校にぎっしりと人がつめかける。「健康まつり花火大会」を長寿園存続運動の頃から開催し続けている。模擬店が出て、歌謡ショーの幕が開き、「地域づくり」の講演会も催される。日が落ちると、向かいの山から尺玉の花火が一斉に打ち上げられる。

「きれいだねぇ、今年も見れたね」と帰郷した息子が老いた母に囁く。健康まつりに集まる人は約六〇〇〇人。坂上地区の人口は、一挙に二倍超に膨らむ。

†お互いさまの精神が「地域包括ケア」

二〇一四年二月の歴史的豪雪では、群馬県内でも住民の孤立や停電が発生した。雪が降り始めて三日後、大戸診療所にSOSの電話が入る。

「薬が切れてしまった。だけど雪で家から出られない。助けて」。診療所のスタッフは郵便局に連絡をした。「一緒に助けに行こう」と総勢六人で孤立した高齢者の自宅へ赴く。スコップと除雪機で集落に続く四〇〇メートルの道を、三時間かけて切り開いた。診療所と郵便局はとくに文書を交わしているわけではない。困っている人がいたら助ける「お互いさま」の精神で地域は守られている。

こうした取り組みこそ地域包括ケアであろう。その中核の大戸診療所が、介護報酬の引き下げという官僚の「さじ加減」で窮地に追い込まれている。今野氏は言う。

「介護報酬が上がれば、正職員を増やせるし、技術を高める研修もできる。キャリアアップが実現します。介護に税金を投入しなければ、抽象的な言葉をいくら並べても、現場は活性化できない。それともう一つ、政府には第一次産業の振興に本気で取り組んでほしい。少子高齢化に悩む全国各地の生活は農林水産業が支えているんです」

†二〇二五年に大都市圏はどうなる

介護報酬の引き下げは、大戸診療所だけにダメージを与えたのではない。全国、無数の介護、医療施設を直撃し、活力をそぎ落としている。この状況を、都市部の人たちが「対岸の火事」と眺めていたら、手痛いしっぺ返しを食うだろう。都市の足元にも火がついている。医療、介護について地方と都市の関係から眺めてみよう。

地方の医療、介護の状況は、都市部の高齢化ともリンクしている。「二〇二五年問題」が深刻なのは大都市圏。とくに東京圏（東京都、神奈川県、千葉県、埼玉県）の団塊世代の人口ボリュームは極めて大きく、急ピッチに高齢化が進む。二〇一五年から二五年までの一〇年間で、東京圏の七五歳以上の後期高齢者人口は一七五万人も増える。じつに全国の後期高齢者増加の三分の一を占める。

現時点で、東京圏の医療、介護サービスの供給は微妙なバランスの上に載っている。急性期医療（一般病床）については、埼玉県、千葉県、東京都の市町村部、神奈川県などの周辺部が東京都区部に依存している。周辺部の患者が東京都区内の病院に入院するケースは多い。

逆に慢性期医療（療養病床）および介護は、東京都区部が周辺部に頼っている状態だ。

このような東京都区部と周辺部の「病・介」補完関係が、あと数年で崩れるといわれている。二〇二五年の介護需要は、全国平均の三二％増に対し、東京都三六％増、埼玉県五二％増、千葉県五〇％増、神奈川県四八％増と軒並み全国平均を上回る。東京圏は母数が大きいから、増加圧力は凄まじい。東京都区部の不足を補っていた埼玉、千葉、神奈川でも介護施設が大幅に足りなくなり、東京圏全体で介護施設の争奪戦が激化すると懸念される。介護職の増員とともに、介護ベッドの確保が喫緊の課題となってきた。

そうした状況で、政府は、東京圏の高齢者の「地方移住」を推進する政策を打ち出した。大都市の高齢化を、地方の医療、介護の受容力と結びつけて語りだす。このままでは東京圏で大量の「介護難民」が生じる。だから高齢者が地方に移住できる選択肢を、国が政策的につくるというのだ。身近で切実な、人間くさい医療、介護への対応策が、移住者のシルバータウン整備という開発主義的な看板にするりと掛替えられた。

†経済目線の移住政策

発信源は、安倍晋三政権が掲げる「一億総活躍」「地方創生」の牽引役を自任する内閣官房だ。厚労省の「地域包括ケア」とは明らかに異なる方向から、医療、介護にかかわる政策が立案されている。高齢者の地方移住は「官邸（内閣官房）主導」のプランである。

第二次安倍政権発足後、総理大臣を直接補佐、支援する内閣官房は一段と力を強めた。安倍首相の女房役、菅義偉内閣官房長官は官僚の人事権を掌握し、省庁を操る。

その内閣官房に設けられた「まち・ひと・しごと・創生本部」が高齢者移住の推進機関だ。実務を執る事務局は和泉弘人総理大臣補佐官が束ねる。和泉補佐官は元国土交通省住宅局長で、地域開発のプランづくりを担ってきた。

創生本部の「基本方針2016」には「地方への新しいひとの流れをつくる」という政策項目に「『生涯活躍のまち』の推進」という具体案が記されている。「生涯活躍のまち」は「日本版CCRC」と呼ぶ構想に直結している。東京一極集中に歯止めをかけ、地方への人の流れをつくり、併せて東京圏の高齢化問題を解決する。その切り札（？）として登場したのが日本版CCRCだった。

CCRCとはContinuing Care Retirement Community、直訳すれば「継続的ケア付き高齢者共同体」となろうか。日本版がモデルにしているのはアメリカの富裕層向けのCCRCだ。安倍政権の周りで、CCRC構想を先導したのは三菱総合研究所のプラチナ社会研究会だった。同研究会は、二〇一五年一月、一般社団法人・日米不動産協力機構（JARECO）と共同で、日本版CCRCの政策提言を行った。

三菱総研のホームページで主席研究員の松田智生氏は「地方創生のエンジン『日本版CCRC』の可能性」と題して次のように解説している。

CCRCは、健康時から介護時まで継続的ケアを提供するコミュニティであり、全米で約二〇〇〇カ所、居住者約七〇万人、約三兆円という市場規模を誇る。介護移転リスクを払拭したひとつの敷地での継続的ケアの視点と併せて、「なるべく介護にさせない」ために、予防医療、健康支援、社会参加などが緻密にプログラム化されている。介護保険のない米国では、介護度が上がると事業者のコスト増になる。それゆえに介護にさせない、健康寿命延伸、いわゆるPPK（ピンピンコロリ）の取組みが、介護保険に依存した日本のシニア住宅と異なる逆転の発想である。さらに介護・ヘルパー以外の健康ビッグデータ分析、ソーシャルワーカー、プログラム開発、ホスピタリティなどの新たな職業が生まれ、地域に雇用と税収をもたらす。CCRCは、居住者の健康、地域の雇用・税収創出、新産業創出という民・公・産の三方一両得なのである。

一読してCCRCに「経済効果」が託されているのがおわかりいただけるだろう。松田主席研究員は「大切なのは米国モデルの良さを活かしつつ、日本の社会特性や地域性、既存の制度に合致した日本版モデルを早急に示すこと」と記している。

†地方は姥捨て山なのか

三菱総研が政策提言をした翌月、内閣官房の「まち・ひと・しごと・創生本部」に「日本版CCRC構想有識者会議」が立ち上げられ、増田寛也元総務大臣が座長に就き、松田主席研究員も委員に入った。官邸内で日本版CCRCの政策的刷り込みが始まった。

増田氏といえば、岩手県知事や総務大臣としての「顔」が思い浮かぶが、出身母体は建設省（現国交省）で、和泉補佐官より一年遅く入省している。増田氏は、日本生産性本部が東日本大震災後に設立した「日本創生会議」の座長も務める。官邸と、民間の政策提言機関の双方に足場を築き、高齢者の地方移住の旗を振る。

日本創生会議は、二〇一五年六月、世論形成を狙って「東京圏高齢化危機回避戦略」を発表した。座長の増田氏は記者会見で「東京圏は一極集中で一見、勝ち組に見えるかもしれないが、抱えるリスクは大きい。地方移住を選択に入れるべきだ」「東京都内で（介護需要に応えようと）自己完結させるのは難しい」と明言。「元気なうちから移住してもらうため、医療、介護の態勢がどういう地域で整っているかを示すことが課題」とも述べた。

危機回避戦略には「移住に適した地域」として、北は室蘭、函館、旭川から、南は長崎、熊本、鹿児島まで四一市の名前が並べられた。菅官房長官は、この提言を「地域の消費需要を喚起し、雇用の維持につながる。地方創生の効果が大きい」と後押しする。官邸の建設系官僚―三菱総研―増田氏のラインで「高齢者の地方移住」構想が立てられた。

しかし構想が発表されるや否や、全国の知事たちは一斉に反発する。受け入れ先と指名された富山県の石井隆一知事は「県内で特別養護老人ホームの入所を待機している人がおり、余力があるわけではない」と苦り切る。達増拓也岩手県知事は「高齢者の介護や医療の負担だけが押し付けられ、かえって地方衰退を加速することになっては本末転倒だ」と批判した。

送り出す側の東京都、舛添要一知事（当時）は「『施設が足りないから移住を』というのは乱暴だ」。黒岩祐治神奈川県知事も「無理に高齢者を地方に移住させるのは違和感がある」と否定的な意見を述べた（共同通信「高齢者地方移住に自治体反発『日本創成会議』の提言に『負担押し付け』と知事」二〇一五年六月一〇日)。

一般市民からも「平成の姥捨て」「数合わせの押しつけ」とネガティブな声が上がる。

石破茂地方創生担当大臣は、記者会見で「強制移住させようとしているのではない。第二の人生を地方で暮らしたいと思っている人に選択肢を提示したい」と強調し、反発を鎮めにかかる。日本版CCRC構想有識者会議は、外部からの疑問や追及への想定問答集「日本版CCRC構想の推進にあたっての主な留意点」をつくる。富裕層をターゲットにした移住政策になぜ公金を投入するのか、という批判には、次のような答えを用意した。

「特定の所得層を対象者として限定するのではなく、できる限り多くの高齢者の希望が実現されるよう、広がりを持った構想となることが望ましいと考えています。具体的には、一般的な退職者が入居できる費用モデルを基本としつつ、多様なバリエーションが可能となるよう検討を進めていきます。なお、一般的には、都会よりも地方の方が物価や人件費は安く、食費、住居費等の生活コストは少なくて済むうえに、健康時には地域における支え手として生きがいをもって活躍していただくことを想定しており、富裕層のみを対象にしているものではありません」

これは「望ましい」や「想定」をちりばめた官僚の作文にすぎない。そもそも東京圏で暮らす高齢者に「地方で暮らしたい」という移住ニーズがどのくらいあるのか。一般的な退職者の費用モデルは、厚生年金の標準的年金月額二一・八万円の夫婦世帯を想定している。内閣官房のインターネットによる都内在住者一二〇〇人への意向調査によれば、「移住を検討したい」と答えたのは五〇代男性で五〇・八％だが、五〇代女性は三四・二％とかなり低い。六〇代では「移住を検討したいとは思わない」とする人が男性六三％、女性七一％に上っている。一握りの富裕層は地方移住を望むだろうが、東京圏全体の介護危機には焼け石に水だろう。

†CCRCの失敗例

じつは、日本版CCRCには先行例がある。福岡県朝倉市で開発された「美奈宜《みなぎ》の杜《もり》」も、そのひとつ。二〇年前、美奈宜の杜は、総事業費三〇〇億円を投じて戸建て住宅街に、住民交流のコミュニティセンター、ゴルフ場などを造る計画でスタートした。が、当初、一〇〇〇人と見込まれた入居者は二〇〇人しか集まらなかった。開発業者は経営が悪化し、住民交流の多目的ホールやフィットネスクラブの建設は中止される。

美奈宜の杜に三〇〇〇万円の住宅を購入し、地区の世話役を務める男性は、NHKの

「クローズアップ現代（二〇一六年二月一五日放送）」のインタビューに次のように応えた。

「何でもそろっているから安心して住めると、ユートピアという気持ちで過ごせるまちという雰囲気があった。ユートピア的な構想が半分でも実現すればいい。ところが一～二割で終わった。行政が、ディベロッパーが、人が住みやすいまちをつくってくれるという考えは、これはちょっと間違っているのではないかという印象をわたしは強くしました」

一〇年前、美奈宜の杜の住民の間で「老後への不安」が高まり、若い世代の呼び込みが重要だと気づく。開発業者が、高齢者の出ていった中古物件を、新築の六割ほどの値段で売り出し、三〇から四〇代の子育て世代が入ってくる。現在は、全八〇四区画の街区に六〇〇人超が暮らしている。

美奈宜の杜だけでなく、大がかりなタウン開発は、いかに看板を書き替えても限界に達している。高齢化問題への対策は、「住み慣れた地域で自分らしい暮らしを人生の最後まで続ける」地域包括ケアの本旨に沿い、足が地についた施策を積み上げるしかないだろう。

†「空き家」を再利用

話を東京圏の介護難民問題に戻そう。今後、介護ベッドが不足するとはいえ、ある程度のお金を手にできる厚生年金の受給者は、民間の有料老人ホームや「サービス付き高齢者向け住宅」（サ高住）などに入れる可能性が高い。一番の問題は、物価高の大都市で国民年金だけで生活する低所得層への対応だ。

そこでは、やはり在宅医療、介護のネットワークづくりがキーポイントとなる。たとえ独居のアパート暮らしでも医療や介護の手が届く体制をどう築くかだ。前述のように厚労省は大都市圏にこそ地域包括ケアを根づかせたいと考えてきた。人口一万人の中学校区程度の地域に社会資源を総動員しなくてはならない。地域包括ケアの構成要素は、「住まい」「医療」「介護」「予防」「生活支援」の五つに分類されるが、基盤は「住まい」だ。

東京圏でも軽費の特別養護老人ホームや介護施設の増設が必要なのは言うまでもない。その際、新設にこだわっていたら財源がいくらあっても足りない。

そんななか、いま注目されているのが、増え続ける「空き家」の再利用である。総務省が二〇一四年に発表したデータによれば、全国の「空き家」は八二〇万戸に達し、総住宅数に占める「空き家率」は一三・五%と過去最高を記録している。

昼間から雨戸を閉ざしたままの家が、日本全国、あちこちに見られる。これらを小規模多機能型グループホームや、安い宿泊施設に改修して高齢者に住んでもらい、訪問での診療、看護、介護を「外付け」で提供する。そうすれば機動力も確保できて、コストも抑えられる。

東京の高い地価を施設の運営費に反映させないためには事業者が敷地を買い取るのではなく、長期の定期借地権を設定する方法も考えられる。実際に東京都の杉並区は、ベネッセと二〇年の借地契約をして二〇〇四年に軽費老人ホームを同区今川に建てた。このケアハウスの利用料は都内の相場よりもかなり低く抑えられている。

空き家の増加は戸建住宅だけの問題ではない。集合住宅の分譲マンションでも空き家が増えている。東京の分譲マンションの空室率は、千代田区三六％、中央区二八％、荒川区一九％という調査結果もある。これらの空室には投資目的で購入したワンルームも数多く含まれていて戸建てとはやや状況が異なる。とはいえ、ひとつ屋根の下に大勢が生活する集合住宅の空室問題は、地域の治安や環境問題とも結びついていて、看過できない。空室の再利用は関心の的になっている。

†団地を活かした助け合い

現に大規模団地の空スペースを使って、住民自身が介護、福祉のＮＰＯを立ち上げ、高齢化に立ち向かうケースも現れている。

東京都江戸川区の「なぎさニュータウン（一九七七年入居開始、七棟一三二四戸）」では、子どもが減って休眠状態だった団地内の「学童保育施設」を「NPOなぎさ虹の会」が区から安く借り受け、活動拠点にしている。「虹の会」のルーツは、一九九九年に発足した「なぎさ助け合いの会」にさかのぼる。自治会のアンケート調査で生活支援を求めている住民が多いことが判明し、有志による「助け合いの会」はつくられた。

高齢者は電球の交換にも苦労していて、産前産後の母親は、上の子の幼稚園への送り迎えを誰かに頼みたがっていた。そうした要望に一時間六〇〇円で「助け合いの会」の有償ボランティアが応える。その活動が介護を射程に入れた「虹の会」に発展し、二〇〇四年、東京都からNPO法人の認証を受けた。

数年前に「虹の会」を取材した際、池山恭子会長は、こう語った。

「助け合いの利用者が増えて、専門的な介護を必要とする人が出てきました。団地を『終のすみか』にするにはボランティアでは限界があります。たとえば病院への送迎を、仲内でお金をもらって自家用車でやったら違法です。法律で禁じられています。NPOにして、法律に基づく許可を得れば、そこをクリアできる。事業化して継続的に活動する機運が高まって虹の会ができたのです」

とはいえ、虹の会の設立に当っては住民間で軋轢も生じた。せっかく顔見知りで居心地よくやっていたのに、なぜNPOにして団地外まで活動を広げるのか、と反対された。「もう団地の内だ、外だと言える段階ではない。団塊の世代が退職して地域全体に戻ってくる。備えを整えるには、なぎさからメッセージを発して、支え合いの輪を広げよう」と池山会長たちは押し切った。介護保険の「限界」を補う点でも虹の会の活動は斬新だ。

虹の会には、団地の内外約二〇人のヘルパーが登録し、介護保険法に基づいて訪問介護に取り組む。介護車両での送迎や、ケアプランの作成、福祉用具のレンタル、販売もしている。そこまでは他の介護事業者と同じなのだが、もうひとつ柔軟なサービスがある。

ボランティアによる「助け合い事業」だ。「助け合いの会」以来の有償サービスを、一時間八〇〇円（有資格者の技術支援一二〇〇円）にして受け継いでいる。これが重宝されている。たとえば、介護保険の訪問介護ではサービスがかなり限定されてしまう。ヘルパーは保険が適用されない「散歩」や「談話」に時間を費やせない。利用者も一カ月の限度額が決まっており、それを超えれば自己負担となるのでヘルパーには時間内に入浴介助や家事を目いっぱいしてほしい。介護現場はかなり忙しい。利用者が、天気のいい日に散歩に出たくても、なかなかそうもいかない。本当は外に出たくて仕方なくても……。

そこで、虹の会のヘルパーには異例のお世話が認められている。介護保険枠の仕事を終えた後、利用者が要望すれば有償ボランティアに早変わりして、散歩の介助や病院への付き添いができる。あくまでボランティア活動なので介護保険の制約は受けない。利用者は生活の流れのままニーズを充たせるというわけだ。痒いところに手の届くサービスといえよう。

†国に頼らない地域同士の連携

地域包括ケアに定番モデルはない。市町村がそれぞれ身の丈に合ったネットワークを築く必要がある。本章の初めで紹介した大戸診療所は、高齢化率四二％の現状を鑑みて特別養護老人ホームの設置を地元の東吾妻町に提言した。

地域に密着した特養は、雇用を生む。大戸診療所は、住民に介護資格の取得を勧め、足りない介護職は一人親家族（シングルマザー）などを他地域から迎え入れる青写真を描く。坂上地区の空き家を活用し、特養内には保育所も設けて児童を預かる。さらに杉並区との連携も視野に入れ、高齢者の受け入れや増床での共同事業を構想する。

杉並区は、内閣官房が日本版CCRCをぶち上げるよりもかなり前、二〇一〇年から「自治体間連携」で特養の整備に取りかかった。静岡県や同県南伊豆町と手を携え、伊豆の町有地に一〇〇床の特養を建てる計画が進んでいる。

過疎に悩む南伊豆町では施設の運営が成り立たず、長い間、介護施設を新設できなかった。しかし、杉並区の協力で、その壁が突破できた。大規模なCCRCではなく、自治体間のニーズに合った連動は過疎地にとって生き残りを懸けた最後の挑戦といえるかもしれない。

大戸診療所は東吾妻町に対して、特養を中心とした構想を町の「総合戦略」に位置づけて取り組んでほしいと要望した。ただ、吾妻町の保健福祉課長は、大戸診療所を「大きな存在」「心強い」と評価しながらも、「東吾妻町全体でも人口減少は深刻な状態にあり（約一万四六〇〇人）、他地域とのバランスも考慮しながら町の生き残りに向けた対応を考えていなければならない」と語っている（『プラクティス』二〇一六年五月号）。

診療所を切り盛りする今野氏は、「一に人、二に人、三に人です。過疎でどんどん人口が減っている。このままでは地域包括ケア云々の前に地域が消滅してしまう。特養は、持続可能な地域をつくる砦になるはずです」と力を込めて言う。

†復興と地域包括ケア

地域包括ケアは東日本大震災の復興事業にも影響を与えている。

宮城県石巻市は、地域包括ケアをまちづくりの基軸にすえ、積極的に取り組む。石巻市の震災による死者・行方不明者は約四〇〇〇人、自治体では最大、最悪の被害を受けた。二〇一五年国勢調査の人口は一四万七二三六人、震災前より八％以上減少している。少子高齢化で人が減り続けていたところに津波で追い打ちをかけられた。

その石巻市が、復興の手づるに選んだのが地域包括ケアだった。国も背中を押す。まず、石巻市は厚労省の「在宅医療連携拠点事業所（全国一〇五ヵ所）」に選ばれ、多職種が協働で在宅医療を支援する体制づくりに取りかかった。続いて「復興まちづくりと被災者を支える地域包括ケアの展開」という市のプランが内閣府の地域活性化モデルに選ばれる。中心市街地に公共施設や観光施設を集めるコンパクトシティ化と、地域包括ケアの進展で、定住人口の回復をもくろんでいる。復興庁の「新しい東北」先導モデル事業でも石巻市の地域包括ケアに白羽の矢が立った。これらの事業には国の補助金がつく。石巻市は、一躍、地域包括ケアのモデル自治体に駆け上ったかにみえる。

†心のケアの必要性

一連の地域包括ケア事業は、ひとりの医師がリードしている。石巻市立病院開成仮診療所長と石巻市包括ケアセンター所長を兼務する長純一医師だ。震災後、長医師は、信州の佐久総合病院を退職して石巻にやって来た。二〇一二年五月、被災地最大規模の仮設団地、「開成・南境仮設住宅（約一八八〇戸）」の隣に仮診療所が開かれると同時に所長に就任。日々、診療をしながら地域包括ケアの土台を構築してきた。

仮診療所の一日の外来受診者数は約四〇名、在宅医療の患者は約八〇名だ。震災から五年が過ぎて復興公営住宅が建ち並び、開成・南境仮設の住民は半減した。一見、新しい石巻が立ち上がっているようだが、地域の人びとが負った深手はそうそう癒えない。長医師が言う。

「いったん良くなったうつ病が、また悪化している。今日来た患者さんもそう。周りの人は仮設住宅を出ていくのに自分は先の見通しが立たない。取り残された感覚が強まって、うつがひどくなる。復興公営住宅に移って元気になった人もいるけど、さほどハッピーではない。ある復興公営住宅の入居者は半年で認知機能が下がった。早晩、認知症でしょう。

こうなるのはわかっていたのに……」

内科医の長医師は約三〇〇人の精神科領域の患者を診ている。うつが二〇〇名以上、PTSD(心的外傷後ストレス障害)六〇名、アルコール依存症が二〇名ぐらいだ。

「患者さんは、誰も心が病んでいるとは認めたくないんです。心のケア、カウンセリングに来てくださいと言っても嫌がって来ません。だから心理的負荷をかけないように内科の問診に時間をかけて不眠や気分障害を探って、心の領域に踏み込んでいます」

復興の光と影のコントラストが年々強まっている。


石巻の地域包括ケアを語るには、震災で医療体制がどう崩壊したかをふり返っておかなくてはなるまい。皮肉なことに大津波が押し寄せた石巻では、ふたつの中核病院の明暗が、くっきりと分かれた。明治期の宮城県立宮城病院(東北大学病院の母体)石巻分院をルーツとする「石巻赤十字病院」は、震災の数年前に内陸部に移転していたので津波の被害に遭わず、災害拠点病院のマニュアルに従って全職員が配置についた。一日に一〇〇〇人以上の救急患者を受け入れ、ロビーや廊下に人が溢れかえる。石巻赤十字病院は、救命救急の城砦となり、職員の奮闘ぶりは数々の美談を残した。

かたや海に近かった「石巻市立病院（一九九八年開設）」は津波で一階部分が壊滅的な被害を受け、自家発電や空調設備などが破壊される。すべての医療機能が停止した。発災時、石巻市立病院には入院患者一五三名、職員二三三名、見舞客と避難者六六名がいた。合わせて四五二名が、完全に孤立したのである。

病院に取り残された患者と職員は、震災から一日、二日と待ち続けるが、なぜか救援が来なかった。ドクターたちが胸まで泥水に漬かって徒歩で市役所に怒鳴り込み、ようやく助けがくる。ドクターヘリと自衛隊ヘリで入院患者の移送が終わったのは三月一四日の夜一〇時四〇分。職員がヘリと徒歩で脱出できたのは翌一五日の朝。紙一重の脱出劇だった。

この間、石巻赤十字病院の医師が災害医療のコーディネートをし、救援の指揮に関わっている。過去に赤十字病院と市立病院の間には、医師を派遣する大学医局の対立から市政を巻き込む確執があったと噂される。まさか被災の修羅場で不埒な思惑が働いたなどとは思いたくもないが、市立病院が孤立した真相は謎のままだ。市立病院は本拠を失った。

†医療者の内部対立

長医師が長野県の被災地派遣医療団の団長として「縁もゆかりもなかった」石巻を訪れ

たのは、震災の年のゴールデンウィークだった。石巻赤十字病院の救急系の外科医が現場を仕切っていた。そこで長医師は外科医と衝突した。

「小学校の避難所などを担当したんだけど、もうそのころは急性期の医者の出る幕ではなかったんです。高血圧や風邪、糖尿病といった慢性疾患が中心で、通常の外来診療が必要でした。早く開業医に患者さんをつないだほうがいい、と思いました。それは医療連携の基本中の基本です。だけど地元の医療資源を把握できないから、医療ソーシャルワーカーか、医療連携をできる看護師を置いてほしい、と医療者の会議で発言したんです。救急医は地域の事情には疎いですからね。そしたら向こうは怒った」

災害の発生後、救急救命は七二時間が勝負だと言われる。その後、時間の経過とともに被災地の医療ニーズは急性期から慢性期へと変わっていく。それなのに、石巻では野戦病院的な救急医療モデルがずっと幅を利かせていた。おそらく、根底には医師のパターナリズムが巣くっているのだろう。万年医師不足の東北では、医師の裁量権が大きい。「黙って俺についてこい」タイプの医師が少なくない。

救急医療モデルの弊害は、たとえば医薬品の管理にも表れていた。各県の医療団ごとに避難所に持ち込まれた医薬品が、患者の訴えに応じて、その場その場で処方されていたのだ。阪神淡路大震災では各避難所に標準的な薬が集められ、医療団はそれを使った。神戸で保たれた診療の一貫性が、石巻では損なわれていた。長医師が回顧する。

「避難所開設から三七日目で、二九回の診療を受けた被災者がいました。ほぼ毎日受診している。考えられない。カルテも医療団ごとに適当な紙に書いてました。前にどんな薬を出したのかも見ずに、来た医者が、ハイ、どうぞ、と処方する。これは危ないと思った」

支援の殺到で、医療過疎の東北が一時的に医療過密状態になっていた。震災から半年、一年と時間が経ち、支援の医師が退いていけば患者は孤立する。早い段階で患者を地域の開業医につなぎ、介護や福祉の担い手と結びつけなければならない、と長医師は危機感を募らせる。一旦、佐久に戻り、四カ月後、石巻を再訪する。壊滅した市立病院を除いて、医療機関の八〜九割は再開していたが、医療連携の悪さは相変わらずだった。とくに仮設住宅が手薄だった。

医療の常識では住民二〇〇〇人に対して一人の総合医が必要だといわれる。震災後の神戸では五〇〇〇戸以上の仮設に診療所が配置されたが、これまた不可解なことに東北では仮設に診療所がほとんど置かれていない。長医師は、石巻市に四八〇〇人が避難する開成・南境仮設に診療所を置くよう提言する。

当初、石巻市は消極的だった。地元開業医の側から見れば、緊急時の応援はありがたいけれど、市立の診療所に患者が流れるのは許せない。「民業圧迫だ」と声が上がる。かと思えば、東京の民間医療者が落下傘部隊のように石巻に舞い降りてボランティアを安く使って補助金と診療報酬を稼いでいく。一筋縄にはいかない現場で、長医師は医療と介護、福祉のつながりを紡ごうとした。

†ケアが可能なまちづくり

風向きが変わったのは、壊滅した市立病院の再建が決まってからだ。再出発する市立病院は、赤十字病院との「棲み分け」を迫られ、大病院が手を出したがらない在宅医療を中心に地域医療に力を傾けると決めた。地域医療のメッカといわれる佐久病院で経験を積み、在宅ケアの全国組織の理事も務める長医師にスポットライトが当たる。長医師は、佐久を去り、石巻に移った。

開成・南境仮設の隣に仮診療所が立ち上がり、長医師は地域包括ケアの推進役を委ねられた。診療をしながら市民と行政、市民と医療、介護者との間をつないでいく。石巻市包括ケアセンターの設立とともに「まちづくり」に分け入った。「石巻仮設住宅自治連合推進会（石巻じちれん）」の理事に就任し、住民の自立的な活動をサポートする。

復興公営住宅が完成するに従って、仮設から高齢者が移っていく。その姿を眺めていて、長医師は歯がゆくて仕方なかった。

「復興住宅には、体が弱った人を優先的に入れますね。弱い人を集めて抽選して、入れる。周囲は知らない人ばかりですよ。逆に仮設には自治会の役員ができる元気な人、他人を支えられる余裕のある人が残ってしまう。復興住宅は、高齢者ビレッジになります。介護が必要になるのは目に見えている。自立度の高い人に、多少のお金を払ってでも新しい公営住宅に入居してもらう制度がほしい、と感じました」

仮設から復興住宅に移った高齢者は、互いに孤立しがちだ。長医師は、地域包括ケアのネットワークづくりに勤しむ傍ら、復興住宅での介護を見越して市にひとつの提案をした。新たに追加建設する復興住宅は、廊下が外にあって各戸の扉が並ぶマンションのような建物ではなく、ホテルや「サービス付き高齢者向け住宅」みたいな中廊下式の構造にするよう提言したのだった。

復興住宅の高齢者は「外気」に触れるのを嫌って住戸に閉じこもる。建物の中に廊下をつけて両側に部屋を配置すれば、外気に晒されず、共有スペースができて住人が集まりやすくなる。介護の支援も届けやすい。しかし、市の建設部局は「従前の復興住宅と違うものを建てては公平さが損なわれる」と長医師の提案を受けつけなかった。

新しい市立病院は、JR石巻駅の目の前に建設中だ。当初、約七〇億円と見積もられていた建設費は、資材費や建設コストの上昇、床面積の増加を理由に一三七億円に膨らんだ。二〇一六年九月に病床数一八〇床の新市立病院が開院する。その後も長医師は仮診療所に残り、包括ケアセンターの運営にも携わるという。

「市町村の多くは、地域包括ケアを民間中心のものだと誤解しています。違います。主体は自治体なんです。民間の医療や介護の間を自治体が調整しなくてはいけない。そのためには社会福祉士を職員に登用する必要がある。まだまだやることはたくさんあります」

地域包括ケアは、完成形を求めて変化しつづける。

†誰のための医学部新設なのか?

現場の医療・介護者は、困難を承知で地域包括ケアのネットワークをつないでいる。

その一方で、医療を成長戦略に取り込み、産業化、市場化する政策が断行されている。官邸主導の「国家戦略特区」は、その最たるものだろう。岩盤規制の打破を口実に、医療の基礎を破壊しかねない施策が並ぶ。「病床規制の特例による病床の新設・増床の容認」「保険外併用療養（混合診療）の拡充」「特区薬事戦略相談制度の創設等による革新的医療機器の開発迅速化」……。わけても三八年ぶりに千葉県成田市に新設される大学医学部（附属病院）は、日本の医療が地域住民のものか、それとも海外の富裕層向けの産業か、厳しい視線を向けられている。

成田市と国際医療福祉大学（栃木県大田原市）は、「医療分野におけるイノベーションの創出を担う国際的な人材育成」を目的として、医学部の新設を政府に提案した。二〇一五年一一月、内閣府、文部科学省、厚労省は「特例的に設置を認める」と決めた。東日本大震災の復興目的で設けられた東北薬科大学を除けば、じつに三八年ぶりの新設だ。

新設医学部は、大多数の科目で英語の授業を行い、学生は海外での臨床実習を最低四週間受ける。二〇一七年四月に開校し、二〇二〇年には附属病院を成田市にオープンして一〇カ国以上の外国人患者を受け入れる計画が立てられている。

問題は、実践する医療の方向性だ。国家戦略特区を担当する内閣府地方創生推進室の藤原豊次長は、二〇一五年一一月七日付の東京新聞に「成田市の提案は、世界的に活躍する医師の養成によって競争力を高め、国際ビジネス拠点になるという趣旨に合致した」とコメントしている。いわゆる「医療ツーリズム」の匂いがぷんぷん漂う。人間ドックや先端医療と、首都圏の観光をセットにし、病院を外国人富裕層の呼び込み拠点にする発想だ。

ところが、日本医師会と全国医学部長病院長会議は、この方針に強く反発している。二〇一五年七月には地元の基幹病院の医師たちが教員として引き抜かれ、このままでは地域医療が崩壊する、と声明を出した。首都圏でも千葉県は信じられないほどの医療過疎地だ。千葉県内に大学医学部は千葉大にしかなく、県人口一〇万人当たりの医師数は一七二・七人（二〇一二年）と全国ワースト三位に落ち込んでいる。

小泉一成成田市長も「最も重要なのは、地元と県内の医師不足解消」と訴える。大学の医学部新設は、本来、大歓迎されていいはずなのに反感が渦巻くのだ。

許可を下ろした内閣府は「医師不足解消のためとは聞いていない」（藤原次長）と地元の意向を無視した。「二〇二五年問題」で東京、千葉、埼玉、神奈川は未曾有の高齢化に見舞われる。医療機関も介護施設も、一刻も早く、整えなければならない。草の根の医療、介護従事者は地域包括ケアをキーワードに、汗水垂らしてケアを実践している。

その積み重ねが官邸主導で壊されそうだ。日本の医療はどこへ向かうのだろうか。

第五章 資本に食われる医療

「住み慣れた場所で、安心して最期まで暮らし続けたい」。

私たちは在宅医療にそんな願いを託しているが、やはり先立つものが気にかかる。国民健康保険料や介護保険料は改定のたびに引き上げられる。一方で介護サービスは削られる。在宅医療にはどのくらいの費用がかかるのか。介護保険も使ってサービスを受けねばならないから金額がかさむのではないか。緊急の往診費用は高額だろうか、とさまざまな疑問や不安が頭をよぎる。

在宅医療、介護という身近なテーマは国の政策に直結している。消費税増税を先送りにしている間も高齢化は進み、国全体の医療、介護費用は膨張し続ける。はたして社会保障の安定財源を低所得層の負担が大きい消費税で賄うのが適切なのか。資産課税や相続税で富裕層から徴収したお金を低所得層に分配したほうが効果的ではないか、といった見方もある。医療費のありようは政府の行政能力（政治）を問う試金石でもある。

†在宅医療はいくらかかるのか？

本章では在宅医療にかかる費用を入口に、医療界全体にひたひたと押し寄せている市場化の波、「金の切れ目が命の切れ目」となりかねない医療格差の問題に踏み込んでみたい。

それではまず、在宅医療費のあらましに触れておこう。

一九九二年から大阪市で「出かける医療」を掲げて訪問看護、訪問診療に取り組んできた医療法人菜の花会「菜の花診療所」がネット上で患者負担のデータを公開している。クリニックが「在宅支援診療所」「実績加算」の届けを出していること、患者の医療保険の種類や医療受給者証（地方公共団体等による難病などの医療費助成）の有無、病気の程度などで負担額が変わることを前提に数字が並んでいる。

通常の在宅医療では、二四時間対応で月二回の訪問診療（往診）ができる体制が整っている医療機関にかかると、「在宅時医学総合管理料（医学管理と投薬に関する費用）」、「診察に関する費用（訪問診療料）」、「その他の費用（調剤薬局での費用、注射・検査などの費用）」が発生する。菜の花診療所は、医療保険が適用される「在宅時医学総合管理料」の自己負担額を次のように掲げている（二〇一六年七月現在）。

◎七〇歳未満の医療保険加入者で三割負担→難病等の月二回往診＝一九七〇〇円、一般の月二回往診＝一七三〇〇円、月一回往診＝一〇二〇〇円。

◎七〇歳～七五歳未満の高齢受給者証所持者または七五歳以上の後期高齢者医療証所持者

で一割負担→難病等の月二回往診＝六五七〇円、一般の月二回＝五七八〇円、月一回＝三四〇〇円。

現役並み所得者の三割負担→七〇歳未満と同額。

二〇一六年四月の診療報酬改正で訪問診療の回数や、患者の疾患や容態、訪問先の人数によって負担額が変わった。菜の花診療所の「在宅時医学総合管理料」は、一人の患者が同じ建物で生活していると想定してはじいた金額である。

次に「訪問診療料」と「特殊な医学管理の費用（一ヵ月）」「訪問リハビリの費用」を見てみよう（表1）。

これらの在宅医療費を積み上げていくとかなりの高額になる。在宅療養が長期間に及べば、一割、三割の自己負担が家計を圧迫する。そこで「高額療養費制度」という医療費の軽減策が設けられている。

†高額療養費制度という下支え

病院や診療所で支払った一ヵ月の医療費が負担の上限額を超えた場合、その超えた分が

訪　問　診　療　料	1割負担	3割負担
診療時間内	720円	2,160円
診療時間内緊急	1,445円	4,335円
夜間（18〜22時）・休日	2,095円	6,285円
深夜（22時〜翌6時）	3,095円	9,285円

特殊な医学管理の費用（一カ月）	1割負担	3割負担
在宅酸素療法	7,580円	22,740円
在宅中心静脈栄養法	6,250円	18,750円
モルヒネ等の持続注射	5,250円	15,750円
在宅人工呼吸器	10,280円	30,840円
ターミナルケア加算	4,750円	14,250円
看取り	3,000円	9,000円

訪問リハビリの費用	1割負担	3割負担
1単位（約20分）	300円	900円
2単位（約40分）	600円	1,800円

表1　「訪問診療料」「特殊な医学管理の費用（一カ月）」「訪問リハビリの費用」
医療法人菜の花会「菜の花診療所」ホームページより

支給される制度だ。ただし、対象は国民健康保険などの医療保険が適用された医療費に限られており、入院中の食事負担や差額ベッド代などは含まれない。

仮に患者が七〇歳未満で、ひと月に一〇〇万円の医療費がかかり、三割の自己負担で三〇万円を支払うとしよう。患者の収入は一般的な範疇で、ひと月の負担上限額が「八万四三〇〇円」とすると、三〇万円から八万四三〇〇円を引いた「二一万九五七〇円」が高額療養費として支給される。高額療養費制度は、すべての国民が公的医療保険に加入して互いに医療を支え合う「国民皆

●70歳未満の方

所 得 区 分	自己負担限度額
標準報酬月額 83万円以上の方	252,600円＋ （総医療費－842,000円）×1％
標準報酬月額 53万〜79万円の方	167,400円＋ （総医療費－558,000円）×1％
標準報酬月額 28万〜50万円の方	80,100円＋ （総医療費－267,000円）×1％
標準報酬月額 26万円以下の方	57,600円
低所得者（被保険者が市区町村民税の非課税者等）	35,400円

上2つに該当する場合、市区町村民税が非課税であっても、標準報酬月額での該当となる。

●70歳以上の場合

所 得 区 分	負担上限額（外来・入院、世帯ごと1カ月）
現役並み所得 （月収28万円など窓口負担3割の人）	80,100円＋（医療費－267,000円）×1％
一般	44,400円
低所得者Ⅱ（Ⅰ以外の人）	24,600円
低所得者Ⅰ （年金収入のみの人の場合、年金受給額80万円以下など、総所得金額がゼロの人）	15,000円

表2　高額療養費制度の自己負担の上限額
高額療養費・高額介護合算療養費「全国健康保険協会」ホームページより

保険」の大黒柱である。

高額療養費制度の自己負担の上限額は、表2のように決まっている。医療費は、高額療養費制度で負担を一定額以下に抑えられている。ただ、在宅医療は介護保険によるサービスと組み合わせなければ維持できない。介護保険による居住サービスの一カ月当たりの利用限度額は、介護度によって明確に示されており、利用者の負担限度はその一割（表3）。限度額以上のサービスを受ければ、超過分は全額を自己負担しなくてはならない。

要支援1	50,030円
要支援2	104,730円
要介護1	166,920円
要介護2	196,160円
要介護3	269,310円
要介護4	308,060円
要介護5	360,650円

※利用者負担の限度額はそれぞれの1割

表3　介護保険による居住サービスの利用限度額（1カ月当たり）

厚生労働省ホームページより

医療費に介護費が加わると家計の負担はさらに重くなる。両方を合算した自己負担にも、総額を抑えるしくみが用意されている。「高額医療・高額介護合算療養費制度」が、それだ。こちらは年間の自己負担限度額が定められている（表4）。世帯内の同じ医療保険の加入者について、毎年八月から一年間にかかった医療保険と介護保険の自己負担総額が限度額を超えた場合、その超えた分の金額が払い戻される。

● 70歳未満の方

所得区分	基準額
標準報酬月額83万円以上の方 報酬月額81万円以上の方	212万円
標準報酬月額53万～79万円の方 報酬月額51万5000円以上～81万円未満の方	141万円
標準報酬月額28万～50万円の方 報酬月額27万円以上～51万5000円未満の方	67万円
標準報酬月額26万円以下の方 報酬月額27万円未満の方	60万円
低所得者（被保険者が市区町村民税の非課税者等）	34万円

● 70歳から74歳の方

所得区分	基準額
現役並み所得者 （標準報酬月額28万円以上で高齢受給者の負担割合が3割の方）	67万円
一般所得者	56万円
低所得者Ⅱ （被保険者が市区町村民税の非課税者等である場合）	31万円
低所得者Ⅰ（被保険者とその扶養家族全ての方の収入から必要経費・控除額を除いた後の所得がない場合）	19万円

表4　高額医療・高額介護合算療養費制度
「高額療養費・高額介護合算療養費」全国健康保険協会ホームページより

医療の高額療養費制度が「月」単位で負担を軽くするのに対し、高額医療・高額介護合算療養制度は「年」単位で負担を軽減するしくみといえるだろう。高額療養費制度と同じく、自己負担限度額は医療保険の種類や所得、年齢の区分ごとに決められている。

医療と介護の自己負担軽減策は、高齢化が急速に進む日本にはなくてはならない制度だ。しかし、高額療養費の自己負担の上限額や、高額医療・高額介護合算療養費の自己負担限度額は、制度改正のたびに引き上げられている。月々の国民健康保険料、介護保険料も上がり続ける。そのうえ全国で一七〇万人ともいわれる「要支援者」の訪問介護、通所介護は、二〇一五年に介護保険のサービスから切り離され、自治体の「総合事業」に移された。じわじわと国民の自己負担は重くなり、公的保険の恩恵は薄れつつある。

背後には財政赤字を理由に社会保障費の伸びを抑えたい政府の意思が働いている。政府が公的支出を抑えれば、当然、国民ひとり一人の負担は増える。医療や介護をカバーする公的な網が縮まると、空いた部分に私企業が入り込み、利益を上げようと活動領域を広げる。市場化の波、ビジネスの論理が医療界に押し寄せる。

そもそも医療は、その国の歴史や文化、経済、政治が培った「社会的共通資本」であろう。国によって医療のかたちは異なり、固有の制度が築かれている。

経済学者の宇沢弘文は、社会的共通資本を「ゆたかな経済生活を営み、すぐれた文化を展開し、人間的に魅力ある社会を持続的、安定的に維持することを可能にするような自然環境や社会装置」と定義した。医療は、制度的な社会装置であり、「職業的専門家集団により、専門的知見と職業的倫理観にもとづき管理、運営」されるものと宇沢はとらえた。

この医療の根幹が市場化の衝撃で激しく揺さぶられている。震源のひとつが「医薬品」である。多国籍化した製薬会社が超高額の新薬を次々と市場に投入している。

†新薬が高いにもほどがある！

二〇一五年八月二六日、健康保険や診療報酬について審議をする厚生労働大臣の諮問機関「中央社会保険医療協議会（中医協）」総会で、C型肝炎治療の革新的新薬「ハーボニー（一般名：ソホスブビル＋レディパスビル）」の薬価算定をめぐって厚労省の薬剤管理官に厳しい意見が浴びせられた。中川俊男委員（日本医師会副会長）が口火を切った。

「これは、前回のソバルディ（一般名：ソホスブビル）に続いて患者さんが待ち望んでいた画期的な薬だと評価しています。ソバルディについては、一日薬価（一錠）が六万一七九九円と非常に高いという批判的な論調が見られました。しかし、わたしは、その極めて高い有効性、治癒率からいって、その患者さんの生涯医療費ということを考えると、決して高くないのだということを言ってきましたが、このハーボニー配合錠の薬価算定についてては疑問があります。（略）薬価算定の仕方が非常に不明瞭な形で高薬価がついているというのには、明確な説明責任が必要だと思います」

厚労省のハーボニー一錠の算定額はソバルディを凌ぐ「八万一七一円」だった。

C型肝炎の治療は、ソバルディ、ハーボニーの登場で在宅療養の新しい扉を開いた。従来は入院してインターフェロンの治療を始めなければならなかった。注射によるインターフェロン治療には発熱、倦怠感、食欲不振などの副作用が伴う。白血球の減少や肺炎、うつに陥るケースもある。日本のC型肝炎患者は六〇代以上の高齢者が多く、肝硬変に近づいていながら、重い副作用のために治療ができないジレンマを抱えていた。

そこにソバルディ、ハーボニーが現れる。どちらも経口薬で副作用は軽く、しかも治癒率はインターフェロンの五〇％に対して九五％。C型肝炎の原因であるウィルスを確実に体内から追い出せる。入院治療は必要なく、外来で薬を処方してもらって飲めばいい。患者が夢に見た在宅医療が可能になったのである。まさに「特効薬」の出現であった。

問題は、その値段だ。開発した大手バイオ製薬会社、ギリアド・サイエンシズ（本社：

カリフォルニア州フォスターシティ）は、二〇一三年末、アメリカでソバルディ一錠を一〇〇〇ドル（一〇万円。以下一ドル＝一〇〇円換算）で売り出した。C型肝炎の患者は一日一錠、一二週間服用しなくてはならない。トータル八四錠、八四〇万円の薬代がかかる。

ギリアドは、たちまち年商を倍増し、二〇一四年の医療用医薬品売上高では前年の世界一八位から九位に急浮上した。

肝硬変や肝臓がんに進行する恐れのあるC型肝炎の患者数は、日本国内で約一五〇万人、世界全体で約一億八〇〇〇万人といわれる。ギリアドの「言い値」で薬が販売され続けたら、医療保険どころか国家財政が破綻する国も出てくるだろう。途上国では安いジェネリック薬が出るまで患者は特効薬に手が届かない。

ギリアドの値付けに対し、自由の国、アメリカでもさすがに反発が起きた。高額の薬剤費を払わされる保険会社が不満を募らせ、保険加入者に使用制限をして訴訟が起きる。高薬価への社会的批判が高まり、処方薬の保険請求をチェックする「薬剤給付管理（PBM）」の大手が「大幅に値を下げなければ薬剤採用をしない」とギリアドに圧力をかけた。しばらくしてソバルディの値段は半額の五万円に下げられた。

日本の厚労省は、このソバルディ一錠を六万一七九九円と薬価算定し、医療保険に組み込んだ（薬価収載）。一二週間服用すれば約五一九万円かかる。患者の自己負担額は高額療養費制度で低く抑えられるが、要した薬剤費の大部分は医療保険から製薬会社に支払われる。二〇一五年五月に売り出されたソバルディは、同年七〜九月に四三二億円を売り上げ、瞬く間に国内製品別売り上げランキングの首位に立つ。ギリアドは医療保険から吸い上げた利益で急成長した。

厚労省はソバルディに続くハーボニーをさら高く算定した。算定方法は曖昧だった。

中医協総会で中川委員が算定法を質すと、厚労省の薬剤管理官は一九八二年の「新医薬品の薬価算定に関する懇談会報告書」なるものを示した。中川委員が反論する。

「薬剤費の節減を政府として強力に進めているなかで、（略）こんな、問題の極めて大きい三〇年以上前のルールをこのまま使って、患者さんが待ち望んでいる薬に対して高い薬価をつけるというのは、大問題だと思いますよ」

†アメリカの製薬会社のやり口

会計学者で東京大学名誉教授の醍醐聰氏は、論文「高額新薬の薬価収載と医療保険財政」（『大阪保険医雑誌』二〇一六年五月号）で「医療保険財政の持続可能性を確保するという観点から、薬剤費総額を引き下げることは差し迫った課題である」と述べ、薬価算定制度自体に組み込まれた薬価押し上げの「構造的要因」にメスを入れなくてはならない、と説く。構造的要因には「医薬品メーカーと厚労省担当者との不透明な『胸突き八丁』の交渉で決められる各種加算、申請メーカーの言い値で決まり、予測の根拠となる情報が中医協委員にさえ公表されない原価計算方式のもとでの市場規模予測、年間販売額が一〇〇〇億円を超えなければ対象にされない市場拡大再算定（薬価を最大五割引き下げるしくみ）の粗くて緩い適用条件」などが列挙されている。

高額医薬品は医療財政を蝕む。医療政策を担う厚労省は薬価を抑える使命を負っているが、製薬会社との不透明な関係からか、積極的に動こうとしない。薬を処方する現場の医師が批判の声を上げ、議論は熱を帯びている。

当の製薬会社は、高みの見物を決め込んでいるようだ。ギリアドの社長兼ＣＯＯ（最高執行責任者）のジョン・Ｆ・ミリガン氏は、東洋経済オンラインのインタビューで、高い薬価について聞かれ、こう答えている。

「高い価格と言われるが、製薬会社は莫大な投資をし、非常に大きなリスクを負って、新薬を開発している。ソバルディ、ハーボニーもその中で生まれた。治癒するという革新的な効果や患者の数（国内一〇〇万人前後）を考えると、高すぎるとは思わない。ふさわしいレベルの価格だと考えている。

もし治癒しないままでC型肝炎の患者が長年治療を続けると、医療費は高額になる。一方で、特効薬を飲めば、今まで若くして亡くなっていた患者が元気になり、通常の生活を取り戻すことができる。長い目で見れば、医療制度への負担は軽減されるだろう」（「C型肝炎の特効薬、バカ売れで浮上する問題」二〇一六年一月二日）

製薬会社は「莫大な投資」と「大きなリスク」を常套句のように使うが、はたして薬価を吊り上げる根拠として適切なのだろうか。醍醐氏の論文には「高額医薬品メーカーの損益状況」が掲載されている。アメリカ企業の経営指標は、SEC（証券取引等監視委員会）に提出されたデータに基づいている。

それによるとギリアドの二〇一五年の営業利益率は「六九％」。わが目を疑うような数字だ。日本の製造業の営業利益率は平均四％程度である。異常に高い利益率の最大の要因は「売上高原価率が異常に低いこと」と醍醐氏は指摘する。

†ジェネリック薬でもボロ儲け

バイオ医薬、細胞遺伝子療法の研究者で東京理科大客員教授の藤田芳司氏は、論文「医薬品業界の最近の動向とこれから」（『大阪保険医雑誌』二〇一六年五月号）で、リバプール大学の研究者らがC型肝炎治療薬の製造コストを計算したデータを紹介している。

そのデータでは「ハーボニー」のコストは「一二週間コースで六八～一二六ドル」。つまり八四錠の製造コストは六八〇〇円～一万二六〇〇円。ギリアドは、全世界のC型肝炎患者数の半分を占めるインドのジェネリック薬メーカーとの契約では、途上国向けに一錠＝一〇ドルに下げた。藤田氏は、異常に低い原価率のカラクリを、こう看破する。

「製造原価一錠八〇～一六〇円ではインド向けの一〇ドルでも八割近くの粗利益が出る計算である。この新薬は自社研究の成果ではなく、二〇一一年に第三相臨床試験をしていた会社を時価総額に九〇％も上乗せした約一・二兆円で買収して得たものである。買収後には競合品が出るのを阻止するため他のメガファーマ（巨大製薬企業）との共同研究を打ち切らせた。マネーゲームの産物ともいえる」

一・二兆円の買収額は、莫大な投資には違いないが、「損益状況」を見ると二〇一三年に一兆八〇四億円だったギリアドの売上高は、二〇一四年に二兆四四七四億円、二〇一五年は三兆二一五一億円とあっと言う間に投資を回収し、莫大な儲けを叩き出している。有望な医薬品開発会社を巨額の資金で買収し、常識を超えた値付けで短期間に稼ぐ。一連の企業活動は「政治力」を抜きには語れない。アメリカの製薬会社はロビー活動に巨費を投じている。

ギリアドという会社には強力なロビイストがついている。ジョージ・W・ブッシュ政権で国防長官を務めたドナルド・ラムズフェルド氏である。ラムズフェルド氏は一九九七年一月から二〇〇一年までギリアドの会長を務めた大株主だ。ラムズフェルド氏は海軍出身の政治家で、「9・11アメリカ同時多発テロ」の後、アフガニスタン侵攻やイラク戦争を指導した。しかしイラク侵攻の大義に掲げた「大量破壊兵器」は発見されず、その強硬手段から軍事専門四紙が「歴代最悪の国防長官」と共同社説で彼を非難し、辞任へ追い込まれた。ラムズフェルド氏は七年余りの下院議員経験をもとに、議員の心得を「ラムズフェルドのルール」にまとめて出版している。これはワシントン政界だけでなく、全米のビジネス界に知れ渡っている。そのなかにこんなルールがある。

「ある問題の解決策が見当たらなく行き詰まったときは、その問題を拡大させなさい」

一錠一〇万円の医薬品は、まさに問題を世界に拡大させたといえるだろう。

超高額の医薬品が医療保険を食っている。がん治療の分野でも、目の玉が飛びだすほど高い薬剤が登場した。小野薬品工業が開発した「抗ヒトPD－1モノクローナル抗体」と呼ばれる新薬、「オプジーボ（一般名：ニボルマブ）」である。

†超高額の医療品は「がん」治療をも侵食

最近のがん治療は入院期間が短縮され、在宅療養をしながら化学療法や放射線療法を受ける患者が増えている。効果的な新薬にすがりつきたい患者は多い。

オプジーボは、がん免疫を活性化させる独特の作用を持ち、世界的な技術革新と評価された。アメリカの科学雑誌『サイエンス』は二〇一三年の「ブレークスルー・オブ・ザ・イヤー」にオプジーボを選んでいる。二〇一四年七月、厚労省は、根治切除できない「悪性黒色腫（メラノーマ）」への治療でオプジーボの適用を認めた。悪性黒色腫の対象患者数は、年間四七〇人程度と見積もられる。対象患者数が少ないので、薬価は極めて高く算定された。製薬会社は少数の投与でも、元をとろうと単価を高くする。

さらに二〇一五年一二月、厚労省はオプジーボを切除不能な進行・再発の「非小細胞肺がん」の患者にも適用を拡大した。一回の使用量も増え、費用は跳ね上がる。薬の使い方を示した添付文書どおりに体重六〇キロの患者に一回一八〇mg、年間二六回の点滴投与をすると、薬剤費は何と三五〇〇万円！

日本では肺がんで年間約七万三〇〇〇人亡くなっており、その八割、約六万人が非小細胞肺がんと推定される。六万人に一年間オプジーボを使うと、その費用は三五〇〇万円×六万人＝二兆一〇〇〇億円に達する。

現在、日本の総医療費は約四〇兆円で、そのうち薬剤費が約二割を占める。六万人の肺がん患者が一年間、一つの薬を使っただけで薬剤費の二〇％以上が吹き飛んでしまう。

算定の本筋からいえば、オプジーボが肺がんに適用拡大され、対象患者数が一挙に増えた時点で単価を引き下げるべきだっただろう。しかし日本には、そのような見直しのルールがなく、二年ごとの診療報酬改定まで待たねばならない。薬剤の適用拡大がそのまま製薬会社の利益増に直結しているのだ。

†現場で使わせないよう制度で締め付ける

これでは医療財政がもたない。国民皆保険が崩壊してしまう。厚労省は承認というアクセルを踏む一方で、医療現場の処方でブレーキをかけた。着目したのは「安全性」だ。「夢の新薬」とはいえ、国内での治験症例は極めて限られており、患者によっては間質性肺疾患などの副作用も考えられる。安全性の確保は必須である。

医療界には「イレッサの悔恨」が生々しい記憶とともに残っている。

かつてアストラゼネカが開発した「イレッサ（一般名：ゲフィチニブ）」は非小細胞肺がんに対する分子標的薬として、鳴り物入りで承認された。当時の坂口力厚生労働大臣は、「早く使用したいと待ち焦がれている多くの患者たちに、この薬を一刻も早く届けたい」と承認から保険適用までの二カ月足らずの間も「混合診療」を一時的に認め、一錠＝九〇〇〇円で安く購入できる措置を講じた。

読売新聞はじめ多くのマスメディアが、副作用は少なく、延命効果が大きいと報じる。家庭でも手軽に飲める錠剤タイプとあって一般開業医や歯科医までイレッサを処方した。肺がん患者はワラにもすがる思いでイレッサに飛びついた。その結果……、副作用の間質性肺炎で死者が続出する。二〇〇二年七月の販売開始からわずか五カ月で一七三人が副作用死に至った（二〇一〇年一一月までの死亡被害者数八一九人）。患者遺族一五人が、危険性の周知が不十分だったと国と製薬会社を提訴した。

前評判が高く、人気の集まる「夢の新薬」ほど、副作用による負の反動も大きい。がん治療に携わる医師はイレッサで辛酸をなめた。オプジーボで、あの二の舞はごめんだ。

そこで厚労省は、オプジーボを承認するに当たって「製造販売後、(一定のデータ集積までの期間) 全症例を対象に使用成績調査を実施することにより、本剤使用患者の背景情報を把握するとともに、本剤の安全性及び有効性に関するデータを早期に収集し、本剤の適正使用に必要な措置を講じること」と条件付けた。

これを受けた小野薬品は、オプジーボの添付文書に「本剤は緊急時に十分対応できる医療施設において、がん化学療法に十分な知識・経験を持つ医師のもとで投与すること」と記した。投与できる医療機関と医師を限定したのである。具体的には、

①日本呼吸器学会の専門医が当該診療科に在籍している施設
②日本臨床腫瘍学会のがん薬物療法専門医が当該診療科に在籍している施設
③がん診療連携拠点病院 (厚労省認可の「がん診療連携拠点病院」、都道府県知事指定の「がん診療連携指定病院」など) または特定機能病院、もしくは外来化学療法室を設置している施設

さらに「副作用の診断や対応が当該施設の関連診療科もしくは近隣の提携施設との連携に基づいて適切に行うことができる施設」「全例調査（使用成績調査）に協力・契約が可能な施設」といった要件を「すべて満たす」という条件が付けられた。医師についても同様の要件を「すべて満たす常勤医」とされる。事実上、中小病院や街の診療所が小野製薬からオプジーボを購入して処方するのは不可能となった。

日本肺癌学会も、オプジーボの処方に縛りをかける。学会は、非小細胞肺がんの治療で投与できるのは、一次治療の「白金併用療法（白金製剤と呼ばれる抗がん剤を含む多剤併用療法）」を行った後とガイドラインに定めた。つまり、白金併用療法で効果がない、もしくは耐性が出たケースでオプジーボが選べると決められた。患者は、オプジーボを使いたければ先に抗がん剤の白金併用療法を受けねばならなくなったのだ。

†新薬を使う合法的な抜け道

厚労省の承認で大きく開かれたかに見えた「夢の新薬」の門は、安全性の確保という大義名分のもと、がん専門医の慎重姿勢と高薬価の支払いを避けたい保険者（医療保険を運営する健康保険組合や自治体など）の思惑も相まって、狭められた。

オプジーボの投与が意図的に阻まれていると感じた患者たちは救いを求めて奔走する。医療雑誌『ロハス・メディカル』の編集発行人、川口恭氏は、抗がん剤や放射線、手術による標準治療に納得できない患者の一定数が「オプジーボ難民」となって自由診療クリニックに殺到していると警鐘を鳴らす。

先に述べたように国内でオプジーボを購入できる医療機関には厳しい条件がつけられている。自由診療クリニックではとても手が届きそうにないが、じつは抜け穴がある。海外からの逆輸入だ。クリニックの医師が、欧米で承認されたオプジーボを個人的に逆輸入し、少量ずつ従来の免疫療法と併用して使っても法的に問題はない。

これまで自由診療クリニックのがん治療は、標準治療より成績面で劣っており、万策尽きた患者がすがりつくものといったイメージが強かった。しかし標準治療を飛ばして一次治療でオプジーボを使いだすと新たな危機が生じる、と川口氏は説く。

「抗がん剤で免疫抑制が起きる前にオプジーボを使い、他の免疫療法とも組みあわせるというのは理屈から言うと正しい可能性があるので、その量が適切かどうかはともかくとして、標準治療より成績で劣るとは断言できないものがあります。（略）医療界は、自分たちが思っているほどには社会から信用されていません。この下地がある中で、自由診療での『生還者』たちが『体験談』を出版したりしたら、一体どうなるでしょうか。『オプジーボの投与を遅らせるため無駄な抗がん剤を受けさせられた』と邪推しかねない患者の割合が半分以上なのですから、標準治療に対して今以上に社会の不信が高まることは間違いありません。このマグマが溜まった危険な状態に気づいていないのは、業界の中の人たちだけです」(『ロハス・メディカル』二〇一六年六月号)

自由診療は全額自己負担である。ふつう自由診療の治療費は医療保険が適用される保険診療よりはるかに高いが、オプジーボを「少量」ずつ使うとなれば話が変わる。一回の投与量を標準的な一八〇㎎より少なくすれば、費用総額はガイドラインと添付文書に沿った治療の費用より抑えられる。自由診療が保険診療より安く、しかも効果的と論理立てて発信されれば国民皆保険の根幹が揺らぎ、大混乱が生じるだろう。医療費を下げるために自由診療を、と誤った方向に誘導されかねない。川口氏が懸念する「マグマが溜まった危険な状態」は決して大げさな表現ではない。

それもこれも厚労省が一回=約一三五万円、年間三五〇〇万円の薬価収載をしたことが発端だ。

オプジーボの使い方や安全性の議論が高まっていた二〇一六年七月、その適応外投与で六〇代の男性患者が死亡していた事実が公表された。製造元の小野薬品は、これまでに推定で七五四二人にオプジーボは投与され、七一五人に重篤な副作用が起きたことを報告。間質性肺炎は一七六人報告され、死亡例も一〇人以上となっている。高額の新薬は安全性で赤信号が灯った。厚労省はオプジーボを指針から外れた使い方をした場合は公的医療保険を適用できない仕組みにして、医療費の伸びも抑える方針を固めた。

しかし、政官財はこぞって医療を「成長戦略」に組み込み、医薬品で稼ごう、医療機器で儲けようと大合唱している。価格を押し上げる市場化の波は、太平洋の向こう側、アメリカから打ち寄せている。

将来も国民が在宅医療を安心して利用するには皆保険を維持しなくてはならない。医療政策が重要な鍵を握っている。医療に打ち寄せる市場化の波、国内外の政治と経済の動きに焦点を絞っていこう。

†オバマケアの現実

「自由」を尊重するアメリカには日本の国民皆保険のようなしくみはない。個人が民間の医療保険に加入し、病気やケガに備える。医療でも「市場原理」が前提だ。「金の切れ目が命の切れ目」は現実のものとなり、保険料が払えない中・低所得層を中心に約五〇〇〇万人、国民の六人に一人が医療保険に加入できない状態が長く続いた。

二〇〇九年に大統領の座についたバラク・オバマは、無保険者を減らそうと「医療保険制度改革（オバマケア）」に乗り出す。オバマケアは、政府が公的保険を設けるのではなく、民間の保険会社に低所得層も入れる安い保険を提供させるプランだ。保険会社には保険適用での差別の禁止も迫った。一方で、保険未加入者に対しては追加税をも科して半ば強制的に保険に入らせる手段が採られた。

オバマケアをめぐって大統領と議会の間で紆余曲折があったが、二〇一四年一月から保険適用が始まる。無保険の人が安い保険にどんどん加入するとともに低所得層への補助金は膨張していく。保険会社は保険料をつり上げる。保険料は州ごとに違い、保険会社によって選べる治療法も異なる。医師がオバマケアの患者を診療した際に国から支給される助成金は他の保険加入者のそれよりも低い。多くの開業医が「オバマケアの患者お断り」の看板を掲げた。

オバマケアの評判はよろしくない。多数の民間保険会社を使った皆保険は中途半端で先行きも不透明だ。自由競争という「木」に公平という「竹」を継いだようで安定感に欠ける。アメリカは自国の医療改革で混乱と迷走を続けている。そのアメリカが、近年、日本に要求し続けてきたのが「市場開放」である。とくに「TPP（環太平洋戦略的経済連携協定）」への参加交渉を通して、医薬品や医療機器の価格の高止まりが仕掛けられた。時間を少しさかのぼり、TPP交渉で日本の医療にどのような穴が開けられたか、開けられようとしているか検証しておこう。

†TPPによるジェネリックのゆくえ

TPPでは、国家を超える多国籍企業（超国家企業）が資源や自動車、食糧といったモノだけでなく、その国固有の「医療」や「教育」のしくみにも狙いを定め、共通のルールで市場開放を図ろうとする。そこが厄介で、危機感の共有を難しくしている要因でもある。

二〇一二年一月、アメリカ政府は、日本がTPP交渉参加に興味を示したのを知って、パブリックコメントを集めた。そのなかで興味深い意見の食い違いが生じている。

新薬をつくるメガ・ファーマ（巨大製薬企業）の団体、米国研究製薬工業協会（PhRMA）は、日本の交渉参加にもろ手を上げて賛成した。

「バイオ医薬品規制、知的財産保護、政策の透明性の分野における日本の現行の高い基準が、進行中のTPP交渉で米国が目指す目標の達成に貢献するだろう」（「日刊薬業WEB」二〇一二年一月一六日）と前向きにコメントした。

ところが、後発医薬品企業を中心とする米国ジェネリック医薬品協会（GPhA）は、「日本はTPPに参加するべきではない。もし日本との間で新たな貿易交渉が行われるのであれば、TPPから離れるべき」と真正面から反対したのである。

GPhAが日本の交渉参加を嫌うのは、新薬の知的財産の保護強化に否定的だからだ。ジェネリックは、先発品の特許切れを待って、同じ構造の化合物として製造される。アメリカでは先発品の一〇分の一、日本でも二〜七割の値段に抑えられる。新薬メーカーの知的財産が保護されたら、後発医薬品メーカーは手が出せなくなる。アメリカの後発医薬品企業は、日本市場への参入を望まず、日本のTPP交渉参加にもメリットを感じていなかった。TPPが間に入ると、同じアメリカでも、世界市場の「上流」に位置するメガ・ファーマと、後発品を製造する「中流」のメーカーの利害は対立するのだ。

ここにTPP交渉が国家と国家の話し合いの形をとりながら、じつは超国家企業の利益が追求され、個別の利害にかかわる無数の「局地戦」が展開される二一世紀的様相が浮かび上がる。局地戦によって私たちの暮らしは大きく左右される。

†日本のシステムを熟知するアメリカ

目を国内に転じよう。

一貫して日本の製薬会社は「沈黙」していた。トップメーカー、武田薬品工業の社長で経済同友会代表幹事の長谷川閑史《やすちか》氏は、輸出拡大の観点からTPPに賛意を表明していたが、業界団体の「日本製薬工業協会」は態度を明らかにせず、黙っていた。

理由は二つ考えられた。第一に製薬業界の大切な顧客である日本医師会が「反TPP」の急先鋒だったからだ。日本医師会は、早い段階で、日本がTPPに加入したら、

①医薬品の価格決定プロセスへの干渉
②私的医療保険の拡大（混合診療の全面的な解禁）
③株式会社の医療への参入

と、段階的に危険が生じると発表していた。②、③の事態は、国民皆保険の崩壊を意味

する。製薬業界は「TPP賛成」と言いたいところを、医師会の反発を恐れて黙った。二つ目は、日本にも大手製薬会社と中小の後発品メーカーの対立図式があり、それが表面化するのを避けたからだろう。日本の製薬会社は様子見を決め込んだ。

日本国内でTPPは国民皆保険を崩すという議論が高まると、アメリカ政府は「その意図はない」と打ち消しに躍起となる。二〇一二年二月七日、ワシントンでの交渉参加事前協議で、アメリカ側は「公的医療保険制度を廃止し、私的な医療保険制度に移行する必要があるとの情報や、また、いわゆる単純労働者の移動を受け入れる必要があるとの情報が流れているが、米国が他のTPP交渉参加国にそのようなことを要求してはいない」と述べた。

翌月、東京で開かれた「アジア・ビジネスサミット」で、ウェンディ・カトラー米国通商代表部代表補は、こう語った。

「TPPは日本、またはその他のいかなる国についても、医療保険制度を民営化するよう強要するものではありません。TPPはいわゆる『混合』診療を含め、公的医療保険制度外の診療を認めるよう求めるものではありません。（略）TPPとは、他の手本となる高い基準を設定した、野心的で包括的な貿易協定をまとめ上げるという共通の目的の下、アジア太平洋地域の諸国が協力して取り組んでいるものです」

これらのメッセージには、ふたつの意味が含まれていた。

まず、日本をTPP参加へ導くために「安心感」を与えること。アメリカが医療保険の民営化を正面から求めれば、日本の国論は硬化して参加交渉どころではなくなる。だから国民皆保険は壊さない、大丈夫、仲間に入っておいでと誘い水を向ける。

もう一つは、半分は本音だということ。じつは公的な医療保険が機能していたほうが外資系企業も利益を確保しやすい。日本では新薬の承認、薬価収載が医療保険の適用に結びついており、メガ・ファーマにとって極めて安定的な市場が形成されているのだ。

ひと昔前は、海外の新薬が国内承認されるまでの時間差（ドラッグ・ラグ）が問題視されていたが、現在では日米欧の新薬承認にはほとんど差はなくなった。

C型肝炎治療薬の例で明らかなように、高い薬価で算定されれば十二分に儲けられる。現行の医療保険制度を慌てて壊す必要はない。PhRMAのアイラ・ウルフ日本代表は、製薬業界紙のインタビューで、日本医師会などの懸念に対して「皆保険は素晴しいシステムだ。これにダメージを与えるような政策を支持するつもりはない」（「日刊薬業WEB」二〇一三年二月二〇日）と断言した。巨大製薬企業は、日本のシステムを熟知し、秩序の枠組みにしっかり食い込んでいる。

†アメリカの儲けがヤバい！

米欧のメガ・ファーマの稼ぎぶりは凄まじい。少しデータは古いが、二〇一〇年の世界の医薬品市場規模は約八六兆円。そのうち北米が三三兆円、日本は九・六兆円、ドイツ四兆円、フランス三・九兆円、イタリア三・一兆円、イギリス二・四兆円……と続く。米国は飛び抜けた巨大市場で、日本は第二位だ。

世界を見回して、自力で新薬を創りだせるメーカーが存在する国は、日米英仏独にスイス、デンマーク、ベルギーなど一〇カ国に満たない。アジアで世界に通じる新薬を開発できるのは現時点では日本だけである。創薬には学問的レベルの高い多数の人材が不可欠だ。個別の製薬会社をみると、世界一のファイザー（米）の年間売上高は五兆九〇〇〇億円。ノバルティス（スイス）、メルク（米）、サノフィ（仏）、グラクソ・スミスクライン（英）なども三兆円以上を売り上げている。

二〇一三年のデータで日本一の武田薬品は、世界ランク一六位で売上が約一兆五七〇〇億円。アステラス製薬一八位、第一三共二〇位で、ともに売上一兆円程度だ。トップクラスの米欧の巨大メーカーに日本勢は水をあけられている。日本の医薬品市場は、外資系製薬会社がすでに席巻している。二〇一一年度の売上トップはファイザー日本法人で五八〇〇億円、二位武田薬品五六〇〇億円、三位は第一三共で、トップ一〇の半分を外資系が占める。

メガ・ファーマは、日本の薬価制度を有利に導き、巨額の利益を得ている。制度変革に圧力をかけ続け、果実をもぎ取る。

その一例を紹介しよう。

†市場開放の圧力

米系製薬会社が市場開放を日本に迫ってきたのは、一九八五年の中曽根・レーガン合意による「MOSS協議(市場志向型分野別協議)」が最初だった。以後、医薬品、医療機器の承認にかかる審査機関の短縮を主張し、一九九〇年代には「革新的な医薬品のプレミアム価格設定」と「透明度」を要求し始める。長い年月、ボディブローのように薬価を高く算定するよう日本政府にパンチを浴びせ続ける。

その積み重ねが、二〇一〇年四月からの「新薬創出・適応外薬解消等促進加算(新薬創出加算)」の導入につながった。これは、後発品が発売されていない新薬のうち、値下がり率の小さなものに一定の加算をする制度だ。二年の試行期間を経て、さらに二年加算が継続された。新薬を多く抱え、値引き販売を嫌う外資系製薬会社には有利な制度だ。

実際、二〇一二年四月に厚労省が発表した薬価改定では、医薬品全体の平均下げ率六％に対し、新薬創出加算対象七〇二品目の約八割が改定前の価格を維持した。最も多く新薬創出加算を勝ち取ったのはイギリスに本社を置くグラクソ・スミスクラインで五一品目。続いて米系のファイザーが四三品目。日本のアステラス製薬は二九品目、武田薬品は八品目にとどまる。外資系製薬会社は、日本の制度に寄生して成長を遂げている。

アメリカの製薬会社は、さらに米国通商代表部を通して、新薬創出加算の「恒久化」と加算率の上限撤廃を二国間交渉で日本に求めてきた。いったん付けたプレミアム価格を永久に下げるな、というのだ。加えて年間売上一〇〇〇億円超と爆発的に売れた医薬品の値段を下げる「市場拡大再算定制度」も廃止せよ、と突きつけてきた（「二〇一三年米国通商代表部〔USTR〕外国貿易障壁報告書」）。

現時点で厚労省は二国間交渉の圧力を何とか跳ね返し、ぎりぎりのところで踏みとどまってはいる。けれども、TPP参加各国の国内承認手続きが進み、協定が発効すれば、これらの規制が「非関税障壁」と指弾され、撤廃を要求される可能性は低くない。日本側が拒めば、「ISD条項（投資家対国家の紛争解決）」が発動され、メガ・ファーマから「協定違反で損害を受けた」と政府が訴えられることも考えられる。

†余波は保険へも

アメリカは総論で日本の国民皆保険を壊さないと唱えながら、各論で医療市場の解放、自由化を押しつけてくる。USTRは「医薬品へのアクセスの拡大のためのTPP貿易目標」（二〇一一年九月一二日）で、はっきりとターゲットを定めていた。この文書には、新薬の知的財産権の保護、特許の例外と後発品へのインセンティブを通したジェネリックの普及、医薬品への関税撤廃、模倣医薬品の貿易阻止、医薬品の流通障壁の阻止、透明性と手続きの公平性の強化などが網羅的に並べられている。この方針に沿ってTPP参加の交渉は進められた。国内法に優越するTPPは、市場化のための飛び道具のようだ。

自由診療と保険診療を組みあわせた「混合診療」についても、アメリカは総論で求めていないと言いつつ各論で自国の保険会社の権益を拡大し、揺さぶりをかける。その典型例が、日本郵政とアメリカンファミリー生命保険（アフラック）の提携拡大だ。

二〇一三年夏、当時の日本郵政社長、西室泰三氏はそれまで全国一〇〇〇の郵便局でしか扱っていなかったアフラックの「がん保険」を、順次二万まで広げると発表した。以前から提携していた国内最大手の日本生命は袖にされ、業界内からは怒りの声が上がった。

東芝で社長、会長を務めた西室氏は、アメリカ財界とのつながりが深く、のちに発覚する「東芝不正会計」事件でも影の仕切り役として名前が挙がった。アフラックの会長、チャールズ・D・レイク氏とは旧知の仲だ。レイク氏は、ワシントンのTPP推進機関、米日経済協議会副会長を務めている。アフラックは本社を米国ジョージア州に置いているが、収入の約四分の三を日本市場で稼ぐという。

大手生保の幹部は「アフラックとの急接近はTPP交渉が背景にあるのは間違いない。交渉が始まる日米二国間協議での手みやげとして、TPP交渉に出遅れた日本政府がアメリカ側に譲歩したのだろう。ただ、特定の一民間会社に公的ネットワークを独占的に使わせるのはいかがなものか。アフラックこそ民業圧迫ではないか」(『Business Journal』二〇一三年八月八日)と憤っている。

†机上だけのICT化

医療という社会的共通資本が日米の限られたパイプを通して切り刻まれているとしたら、亡国の輩との誹りを免れまい。医療機器の流通にも市場化の圧力はかかっている。

政府は、地域包括ケアシステムの構築に情報通信技術（ICT）の活用は欠かせないとして、「医療・介護・予防のICT化」を成長戦略に入れた。情報通信技術を駆使すれば、便利で効率的なシステムがすぐにでも完成しそうな青写真が描かれている。

だが、机上のプランは現実からかけ離れている。個々に電子化された医療機器、CTやMRI、電子カルテ、検査機器などをつなぐ情報通信システムは、想像を絶するほど遅れているのだ。機器の互換性は乏しく、医療機関ごとの情報システムは閉鎖的で孤立している。とても「医療・介護・予防のICT化」などといえる状況ではない。その前に規格の統一や、情報開示の基準づくりなど難題が山積している。

東京都新宿区に拠点を置く「医療法人社団つるかめ会」の情報システム部長・下道洋一氏は、私のインタビューに、こう答えた。

「内視鏡ひとつとってもメーカーごとに国際規格への準拠がバラバラです。電子カルテは大手から零細企業までメーカーがたくさんあって、それぞれ大学病院から街の診療所まで売り込んだシステムと一緒にへばりついている。データ構造を開示してくれ、と言っても断られます。疾病データを抽出して報告書を作ることすらできない。オーダーメイドのシステムを買わされるから、診療報酬点数が変わるたびに変更の発注しなくちゃいけないのです」

下道氏は電機メーカーを定年退職し、医療界に転身している。ICTのプロは世間の常識とかけ離れた医療界の現状に愕然としたと言う。どうして、医療界では前近代的な商慣がまかり通っているのだろう。

「医師は、一国一城の主といった意識が強い。ウチはウチのやり方でいいと許してしまう。医療データは大切なプライバシーに関わるので公開できない、事故が起きたら大変だ、と言って業者はシステムを囲い込みます」

下道氏が「さっぱりわからない」と呆れるのが医療機器の「定価」である。

「見積りを要求したら、カタログの定価の半額を提示する会社がある。数千万円のものが半額になります。一方で、いくら叩いても定価の二割、三割しか引かないところもある。定価の内訳を教えろと言っても、○○一式いくら、としか示さない。これが実情です」

高度な医療機器は、国または第三者の承認を経て販売される。その機器の値段は、機器を使った場合の「技術料」の保険適用で決まってくる。ちなみにMRI検査の一回の値段は三万円程度。MRI本体の価格は七〇〇〇万円からランクに応じて数億円のものまでさまざまだ。定価はあってないようなものだから、医療機関はどんぶり勘定で購入し、減価償却をしようとせっせと使う。医療費が膨らむのも無理はない。

医療機器と情報通信システムの分野は現代の「暗黒大陸」のようだ。「医療・介護・予防のICT化」を唱えるなら、まず透明な商取引ができる環境を整えることが先決だろう。こんな状態でTPP参加を機に市場開放を進めたら、どんな混乱が出来するか知れない。確実に予想できるのは価格の高止まりだ。

まとめて言えば、市場化は公的な価格規制を破る。病院で処方される医薬品や、使われる医療機器の値段は上がり、医療財政を圧迫する。患者の自己負担は増え、低所得層は医療機関にかかるのを控える。いわゆる医療抑制が起きる。健康を損なう人も出てくるだろう。それればかりではない。医療全体が荒廃する危険がある。

医療経済学の専門家で、日本福祉大学学長の二木立氏は、価格高騰による保険財政の変動を次のように見通している。

「もし現行の医療機器・医薬品価格の規制が撤廃・緩和された場合には、最新鋭医療機器や（画期的）新薬の価格が高騰し、患者負担増加と保険財政の悪化が生じることは確実です。さらにそれは医療サービス価格（診療報酬）の強い引き下げ圧力ともなります。なぜなら、「診療報酬改定率＝全体改定率－薬価引き下げ率（診療報酬換算）」という関係にあり、全体改定率が一定の場合、新薬の価格高騰による薬価引き下げ率の低下は、自動的に診療報酬改定率の圧縮・引き下げとなるからです」（『ＴＰＰと医療の産業化』勁草書房）

†医療費のバランスをとるために

厚労省は、年々増える医療費の伸びをトータルで抑えようと懸命だ。医療費全体を一定の枠内に留めようとすれば、薬剤費が増えた分、医師や看護師、その他の医療従事者の技術料を下げねばならない。片方が上がれば、もう一方は下がる。技術料の引き下げは、医療機関の経営を直撃するだろう。慢性的な赤字を抱える自治体病院などは経営がいっそう厳しくなる。「ほとんど在宅、たまに入院」という在宅医療の理想は、砕け散ってしまう。

そのような最悪のシナリオを回避するには、どうすればいいのだろうか。根本的には医療を成長戦略とみなす政策を転換させなければならない。薬剤の価格や医療機器の値段を「適切な範囲」に抑えるには、ひとつのモデルがある。イギリスの「国立医療技術評価機構（ＮＩＣＥ）」の「費用対効果」を用いた評価手法だ。

イギリスの医療は、税金を原資として主に「国民保険サービス（NHS）」で運営されている。長きにわたって医療費が抑制された結果、一九九〇年代末には入院待機者が一三〇万人を超えるほど荒んだ。救急で搬送された患者が三時間以上、待たされる。超音波（エコー）検査を受けるには平均八週間も待機しなくてはならず、イギリスの医療は「第三世界並」と酷評された。医療の質も、地域によってばらばらで「郵便番号を使った宝くじ」と揶揄される。たまたま住んだ場所で天と地の差が生じていたからだ。

ブレア政権は、医療荒廃から脱却しようと医療改革を断行する。二〇〇三年から五年間で医療費を実質一・五倍に増やし、医師や看護師を大幅に増員した。医療の質の改善にも取り組む。一連の改革からNICEが誕生し、医療技術のイノベーションと予算統制のバランスを取ることが委託されたのだった。

日本製薬工業協会の「製薬協ニューズレター二〇一五年三月一六六号」にNICEの「費用対効果」に基づいた評価方法が、図1のように掲載されている。薬による効果は、「QALY（Quality-Adjusted Life Years）」という単位で測られる。これは生活の質（QOL）で調整された寿命を指し、日本語では「質調整生存年」と訳される。QALYは単純に延命期間を論じるのではなく、生活の質の効用値で重みをつけたもの。生存期間と生活の質

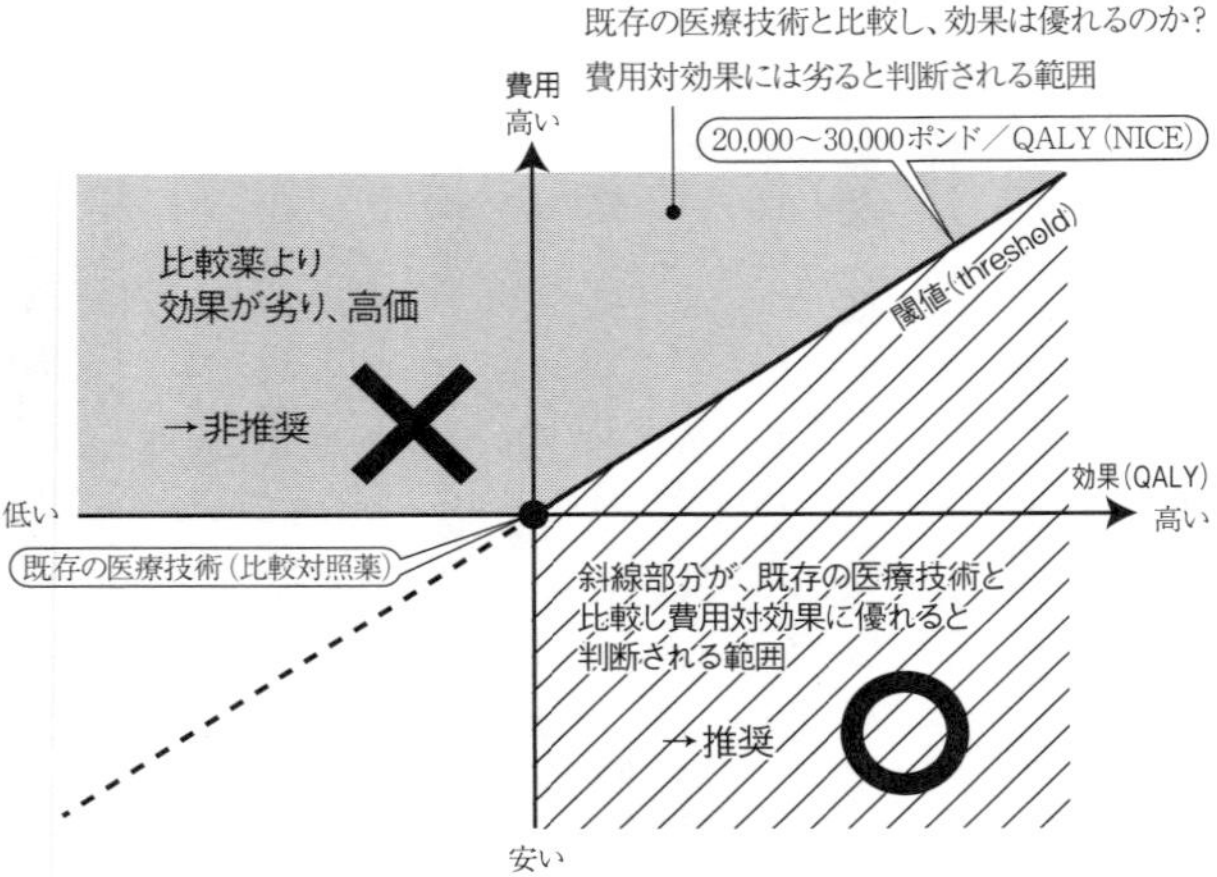

図１　NICEによる費用対効果評価方法
JAPIC薬事研究会（2012年7月3日）での葛西（東）美恵氏が使用したスライドを一部改変。

の両方を同時に評価するために考案された。

そして、費用を縦軸に効果を横軸にして、原点には既存の医療技術（比較対象薬）を置く。1QALYの効果を得るために追加して払う費用の上限（閾値）を、二万〜三万ポンド（約三七〇万円〜約五五〇万円）を目安に斜めの線で示す。大ざっぱに言えば、一年寿命が延びてそれなりの生活の質も維持できる薬剤費が五〇〇万円程度以下なら、妥当と考えられる。図の右下の座標と右上の閾値以下の部分に評価対象の新薬が入っていれば、その値段は適切と考えられ、ＮＩＣＥが推奨する。ＮＩＣＥがお墨付きを与えた新薬は、医師たちも積極的に処方できる。

ＮＩＣＥは、医療経済学に基づいた手法で新薬の費用対効果を評価し、製薬会社に値下げを迫っている。製薬会社はＮＩＣＥと合意しなければ保険適用されないので、突っぱねるわけにはいかない。ほとんどの製薬会社は値引き率を公表しない条件で大幅な値下げを了承しているという。

もちろん、ＮＩＣＥの評価手法はイギリス固有のもので、安直に採り入れればいいと言うのではない。QALYの考え方にも異論や反論はあるだろう。しかし、共通の尺度を持つことは医療をオープンにし、国民的議論を喚起するには有効ではないか。

日本独特の新薬や医療機器の価格算定の曖昧さ、不透明なプロセスを解明しつつ、適切な値段を決める共通の尺度の開発が待たれる。一錠一〇万円ちかいC型肝炎治療薬や、年間三五〇〇万円にも及ぶがん治療薬は、いずれ在宅医療や介護の現場にも財政的な影響を及ぼし、国民皆保険の屋台骨をグラつかせる。新薬の相場に基準は必要だろう。

おわりに

医療、介護が「雇用」を生むのは間違いない。「二〇二五年問題」を視野に入れると介護士は八〇万人も足りないという。医療、介護業界は長期的に安定成長を続ける産業といえるだろう。ただし、この成長産業は、「国民皆保険」という公平さを重んじる制度的基盤の上に載っており、病院がそうであるように「非営利」の組織が中心だ。医療機関や介護施設が雇用を創出できるのも国民皆保険制度が前提としてあるからだ。

ところが、医療を「成長戦略」に位置づける勢力は、皆保険を支えるしくみを岩盤規制と揶揄し、市場化のドリルを突き立てる。混合診療の全面解禁を唱え、薬価の統制に風穴を開けようとする。医療を私企業に切り分ければ経済が成長すると叫ぶ。

医療成長戦略論の最大の弱点は、見通しの甘さもさることながら、財務省主導の「医療費抑制」という国是に反することだ。医療を経済成長の道具と見立て、規制緩和で企業に利益を導けば個別の市場は拡がる。医療費の総額は膨れ上がる。そこで多くの経済人は、規制緩和で官の仕事を民が肩代わりすれば公費支出が抑えられ、「小さな政府」が実現するかのように説く。だが、医療に関しては、そうはならない。増加する総医療費に引っぱられて公的医療費も増えるのだ。

たとえば混合診療を全面解禁し、年間一〇〇〇万円、二〇〇〇万円もかかる「自由診療」が横行するようになれば、自由診療にターゲットを絞った民間企業の私的医療保険が登場する。私的医療保険は加入者の医療利用に拍車をかけ、公的医療費、私的医療費ともに膨らむ。医療の市場化は、公的医療費も増大させてしまうのである。

生きた見本がアメリカだ。アメリカは国民皆保険制度がないにもかかわらず、公的医療支出が膨張している。アメリカの医療は私的医療保険会社や製薬会社など民間企業中心の市場原理で動かされてきた。

その結果、総医療費は対GDP比一七・七％とOECD諸国のなかで飛びぬけて高い。しかも公的医療支出が総医療費の約半分、対GDP比八・五％を占めており、その額は約一三〇兆円。アメリカは、無保険者だらけの荒廃した医療に日本の総医療費の三・四倍もの公費を注ぎ込む。莫大な医療費は大病院や保険会社、製薬会社に流れていく。

市場メカニズムに頼り切った医療は、診療費や薬価などの単価が高く設定されるので、たとえ手薄な公的支援でも巨額の費用がかかる。つまり医療に市場原理を導入すれば、格差が拡大するだけでなく、財政リスクも高まるのである。

財政的制約のもと、国民皆保険を維持しつつ、よりよい医療、介護を実現するには、人と人の「接点」、関わりを見直さねばなるまい。本書の第三章で紹介した仙台市の清山会の認知症ケアにおける多様な取り組みは、そのモデルにふさわしい。

五〇歳を過ぎて「死」を思う回数がぐっと増えた。八〇歳を超えた両親は、幸いにも地方都市で元気に暮らしているが、たまに電話で喋ると「もの忘れ」が少々気にかかる。もしも遠距離介護が必要になったら、どうしよう、と考えてしまう。わが身をふり返れば、長生きへの不安が頭をもたげる。とにかく、元気なうちに精一杯……と自分を慰めるほかない。

さはさりながら、本書の執筆を通して得た最大の収穫は、医療や介護の最前線でしっかり前を見すえてケアをしている人たちに出会えたことである。人の可能性を信じたい。

取材にご協力をいただいた方々、ご助言を頂戴した方々に、心より、厚く、御礼を申し上げる。編集の労をとってくれた、ちくま新書編集部の橋本陽介さんにも謝意を伝えたい。

二〇一六年八月　　山岡淳一郎

ちくま新書
1208

長生《ながい》きしても報《むく》われない社会《しゃかい》
——在宅医療《ざいたくいりょう》・介護《かいご》の真実《しんじつ》

二〇一六年九月一〇日　第一刷発行

著者　山岡淳一郎（やまおか・じゅんいちろう）
発行者　山野浩一
発行所　株式会社 筑摩書房
東京都台東区蔵前二-五-三　郵便番号一一一-八七五五
振替〇〇一六〇-八-四一二三
装幀者　間村俊一
印刷・製本　株式会社 精興社

乱丁・落丁本の場合は、左記宛にご送付ください。
送料小社負担でお取り替えいたします。
ご注文・お問い合わせも左記へお願いいたします。
〒三三一-八五〇七　さいたま市北区櫛引町二-六〇四
筑摩書房サービスセンター　電話〇四八-六五一-〇〇五三

ISBN978-4-480-06915-3 C0236

ちくま新書

1072
ルポ 高齢者ケア
――都市の戦略、地方の再生
佐藤幹夫
独居高齢者や生活困窮者が増加する「都市」、人口減や市街地の限界集落化が進む「地方」。正念場を迎えた「高齢者ケア」について、先進的事例を取材して考える。

1100
地方消滅の罠
――「増田レポート」と人口減少社会の正体
山下祐介
「半数の市町村が消滅する」は嘘だ。「選択と集中」などという論理を振りかざし、地方を消滅させようとしているのは誰なのか。いま話題の増田レポートの虚妄を暴く。

941
限界集落の真実
――過疎の村は消えるか？
山下祐介
「限界集落はどこも消滅寸前」は嘘である。危機を煽り立てるだけの報道や、カネによる解決に終始する政府の過疎対策の誤りを正し、真の地域再生とは何かを考える。

937
階級都市
――格差が街を侵食する
橋本健二
街には格差があふれている。古くは「山の手」「下町」と身分によって分断されていたが、現在もその構図は変わっていない。宿命づけられた階級都市のリアルに迫る。

1151
地域再生入門
――寄りあいワークショップの力
山浦晴男
全国どこでも実施できる地域再生の切り札「寄りあいワークショップ」。住民全員が連帯感をもってアイデアを出しあい、地域を動かす方法と成功の秘訣を伝授する。

1090
反福祉論
――新時代のセーフティーネットを求めて
金菱清
大澤史伸
福祉に頼らずに生き生きと暮らす、生活困窮者やホームレス。制度に代わる保障を発達させてきた彼らの生活実践に学び、福祉の限界を超える新しい社会を構想する。

947
若者が無縁化する
――仕事・福祉・コミュニティでつなぐ
宮本みち子
高校中退者、若者ホームレス、低学歴ニート、世の中から切り捨てられ、孤立する若者たち。彼らを社会につなぎとめるために、現状を分析し、解決策を探る一冊。

ちくま新書

317
死生観を問いなおす
広井良典
社会の高齢化にともなって、死がますます身近な問題になってきた。宇宙や生命全体の流れの中で、個々の生や死がどんな位置にあり、どんな意味をもつのか考える。

606
持続可能な福祉社会
――「もうひとつの日本」の構想
広井良典
誰もが共通のスタートラインに立つにはどんな制度が必要か。個人の生活保障や分配の公正が実現され環境制約とも両立する、持続可能な福祉社会を具体的に構想する。

659
現代の貧困
――ワーキングプア／ホームレス／生活保護
岩田正美
貧困は人々の人格も、家族も、希望も、やすやすと打ち砕く。この国で今、そうした貧困に苦しむのは「不利な人々」ばかりだ。なぜ？ 処方箋は？ をトータルに描く。

784
働き方革命
――あなたが今日から日本を変える方法
駒崎弘樹
仕事に人生を捧げる時代は過ぎ去った。「働き方」の枠組みを変えて少ない時間で大きな成果を出し、家庭や地域社会にも貢献する新しいタイプの日本人像を示す。

817
教育の職業的意義
――若者、学校、社会をつなぐ
本田由紀
このままでは、教育も仕事も、若者たちにとって壮大な詐欺でしかない。教育と社会との壊れた連環を修復し、日本社会の再編を考える。

855
年金は本当にもらえるのか？
鈴木亘
本当に年金は破綻しないのか？ 政治家や官僚は難解な用語や粉飾決算によって国民を騙し、その真実を教えてはくれない。様々な年金の疑問に一問一答で解説する。

1063
インフラの呪縛
――公共事業はなぜ迷走するのか
山岡淳一郎
公共事業はいつの時代も政治に翻弄されてきた。道路、ダム、鉄道――国の根幹をなすインフラ形成の歴史を追い、日本のあるべき姿を問う。もう善悪では語れない！

ちくま新書

674
ストレスに負けない生活
——心・身体・脳のセルフケア
熊野宏昭

ストレスなんて怖くない！　脳科学や行動医学の知見を援用、「力まず・避けず・妄想せず」をキーワードに自分でできる日常的ストレス・マネジメントの方法を伝授する。

668
気まぐれ「うつ」病
——誤解される非定型うつ病
貝谷久宣

夕方からの抑うつ気分、物事への過敏な反応、過食、過眠……。今、こうした特徴をもつ「非定型うつ病」が増えつつある。本書はその症例や治療法を解説する一冊。

677
解離性障害
——「うしろに誰かいる」の精神病理
柴山雅俊

「うしろに誰かいる」という感覚を訴える人たちがいる。高じると自傷行為や自殺を図ったり、多重人格が発症することもある。昨今の解離の症状と治療を解説する。

762
双極性障害
——躁うつ病への対処と治療
加藤忠史

精神障害の中でも再発性が高いもの、それが双極性障害（躁うつ病）である。患者本人と周囲の人のために、この病気の全体像と対処法を詳しく語り下ろす。

1134
大人のＡＤＨＤ
——もっとも身近な発達障害
岩波明

近年「ＡＤＨＤ（注意欠如多動性障害）」と診断される大人が増えている。本書は、症状、診断・治療方法、他の精神疾患との関連などをわかりやすく解説する。

1009
高齢者うつ病
——定年後に潜む落とし穴
米山公啓

60歳を過ぎたあたりから、その年齢特有のうつ病が増加する⁉　老化・病気から仕事・配偶者の喪失などの原因に対処し、残りの人生をよりよく生きるための一冊。

940
慢性疼痛
——「こじれた痛み」の不思議
平木英人

本当に運動不足や老化現象でしょうか。家族から大袈裟といわれたり、未知の病気じゃないかと心配していませんか。さあ一緒に「こじれた痛み」を癒しましょう！

ちくま新書

1155
医療政策を問いなおす
――国民皆保険の将来
島崎謙治

地域包括ケア、地域医療構想、診療報酬改定。２０１８年に大転機をむかえる日本の医療の背景と動向を精細に分析し、医療政策のあるべき方向性を明快に示す。

1025
医療大転換
――日本のプライマリ・ケア革命
葛西龍樹

無駄な投薬や検査、患者のたらい回しなどのシステム不全を解決する鍵はプライマリ・ケアにある。家庭医という「あなた専門の医者」が日本の医療に革命を起こす。

1089
つくられる病
――過剰医療社会と「正常病」
井上芳保

高血圧、メタボ、うつ――些細な不調が病気と診断されてしまうのはなぜか。社会に蔓延する「正常病」にその原因を見出し、過剰な管理を生み出す力の正体を探る。

998
医療幻想
――「思い込み」が患者を殺す
久坂部羊

点滴は血を薄めるだけ、消毒は傷の治りを遅くする、抗がん剤ではがんは治らない……。日本医療を覆う、根拠のない幻想の実態に迫る！

731
医療格差の時代
米山公啓

医療費が支払えない。高齢者は施設から追い出される。医者も過剰労働でダウン寸前だ。今の日本では平等医療がもはや崩壊した。実態を報告し、課題と展望を語る。

1109
食べ物のことはからだに訊け！
――健康情報にだまされるな
岩田健太郎

○○を食べなければ病気にならない！　似たような話はたくさんあるけど、それって本当に体によいの？　巷にあふれる怪しい健康情報を医学の見地から一刀両断。

899
うつ自殺を止める
――〈睡眠〉からのアプローチ
松本晃明

日本の年間自殺者数に占める中高年の割合は依然高い。医療現場だけでなく、家族や地域の中で自殺予防にできることはないのか。その一つのモデルを本書は提示する。